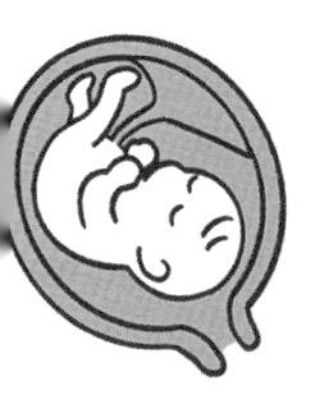

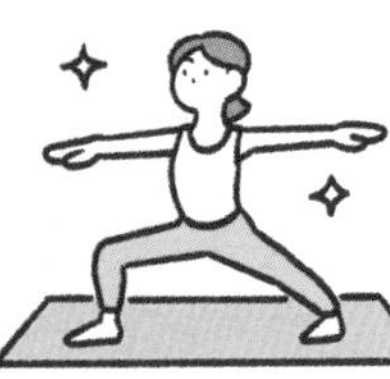

掌握凍齡關鍵的 全方位子宮養護手冊

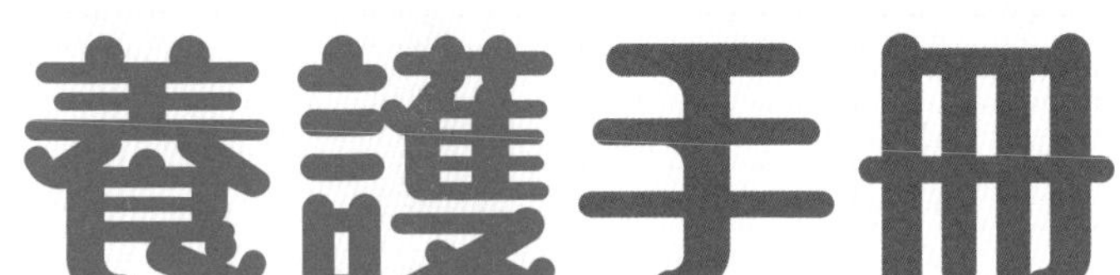

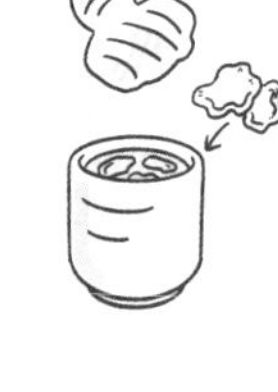

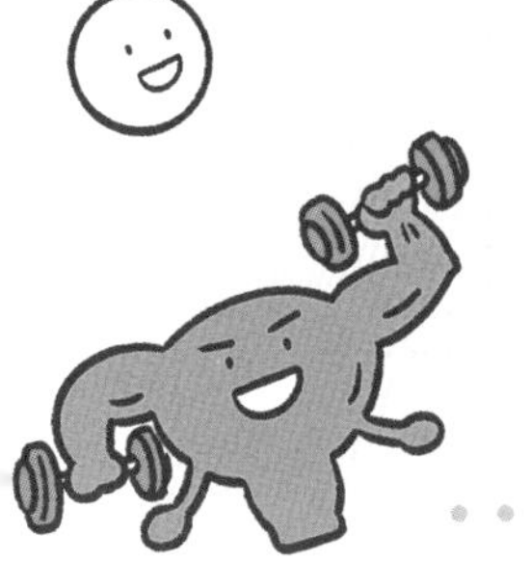

子宮好身體就好 還不容易老！

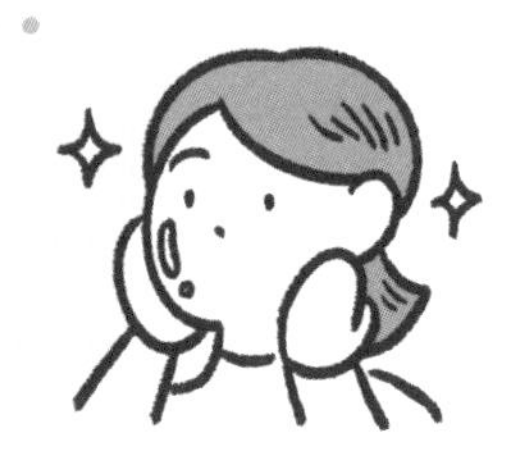

善方裕美／監修　曹茹蘋／譯

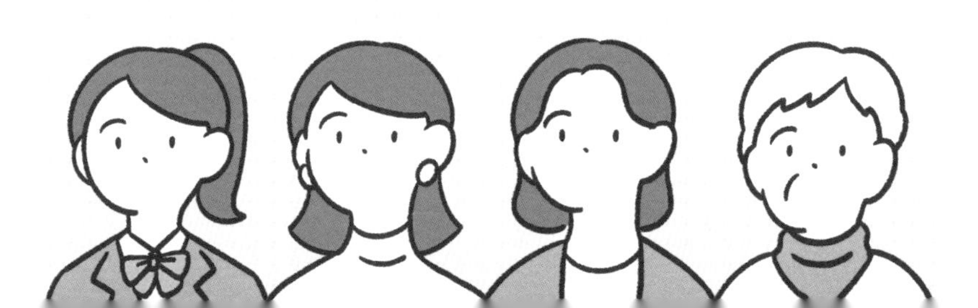

Prologue

子宮每個月
都會發生一次的大事
月經的原理

月經指的是每個月子宮將血液排出體外的現象。排出的經血，是由於為了迎接寶寶=受精卵所準備的「床」沒有被使用到，於是便被排出體外。說起來很簡單，但其實每個月的月經背後，隱藏著我們身體非常精密的生理機制。月經是子宮、卵巢、大腦，以及各種荷爾蒙彼此分工合作的結果。

接著，敬請欣賞人體的一大奇觀「月經的原理」！

1 預定排卵日前約80天

掌管月經的司令部是「大腦團隊」！
由身為領導人的下視丘，
悄悄地對身為成員的傳令部隊：
腦下垂體下令，為之後的排卵進行準備。

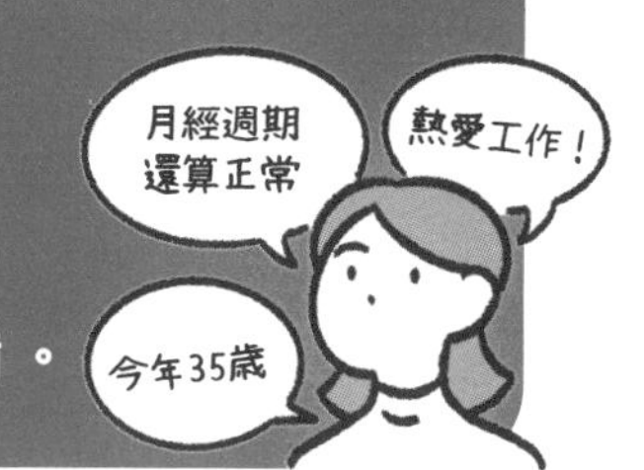

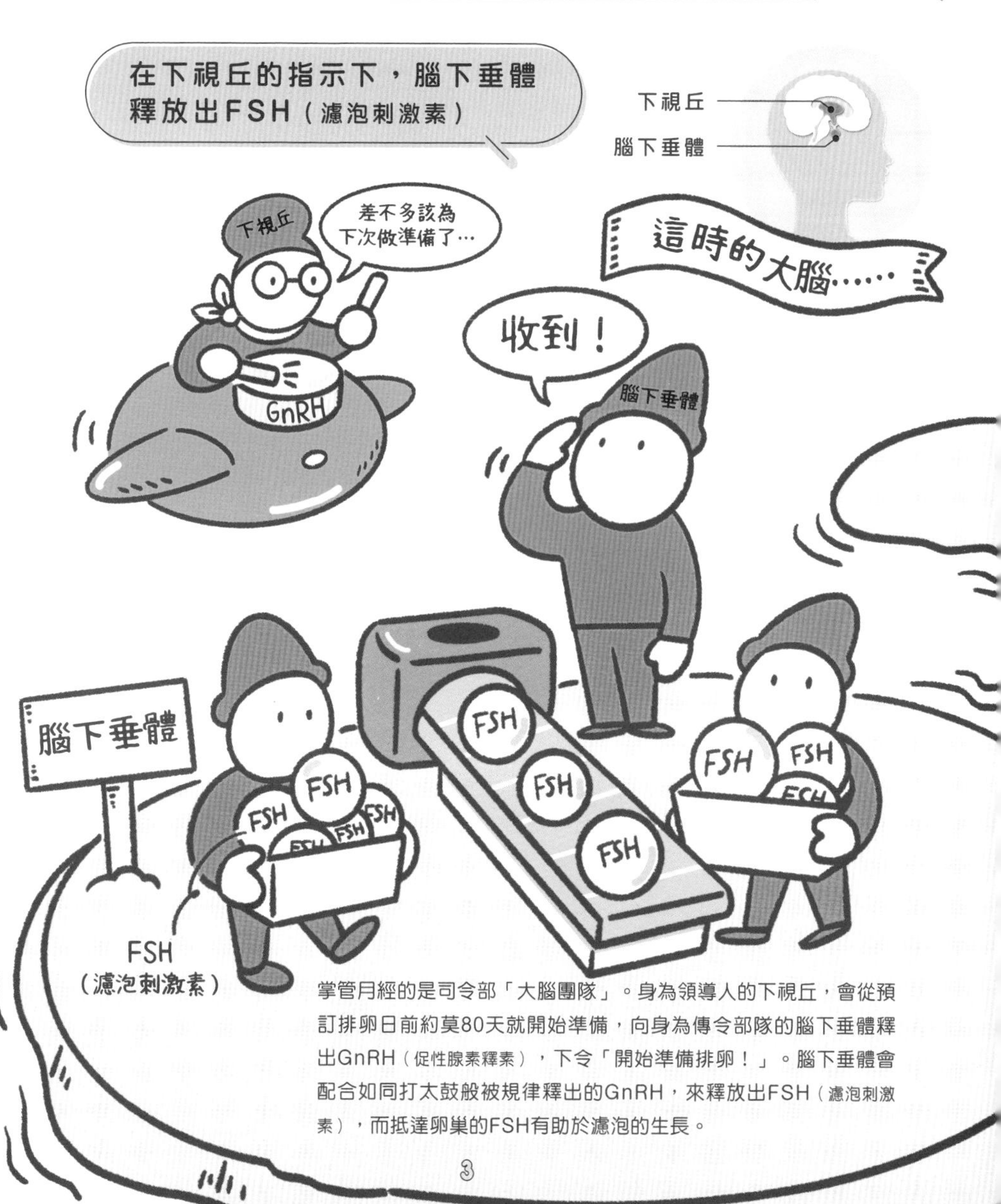

掌管月經的是司令部「大腦團隊」。身為領導人的下視丘，會從預訂排卵日前約莫80天就開始準備，向身為傳令部隊的腦下垂體釋出GnRH（促性腺素釋素），下令「開始準備排卵！」。腦下垂體會配合如同打太鼓般被規律釋出的GnRH，來釋放出FSH（濾泡刺激素），而抵達卵巢的FSH有助於濾泡的生長。

2 預定排卵日前約14天（經期開始）

在「妳」的經期開始之時，
身體就已經在為下一次的排卵做準備了！
腦下垂體會不斷地
將FSH（濾泡刺激素）送入卵巢。

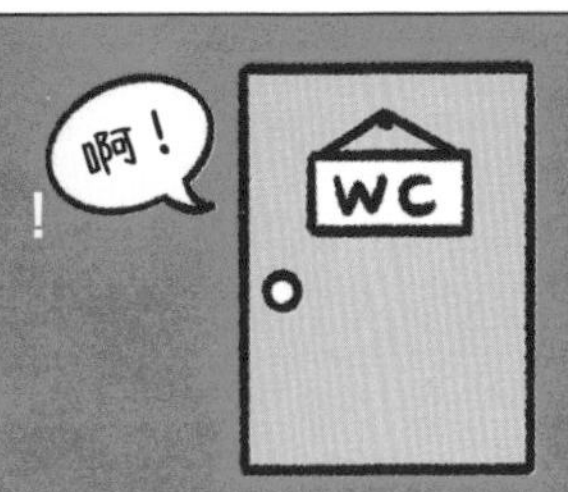

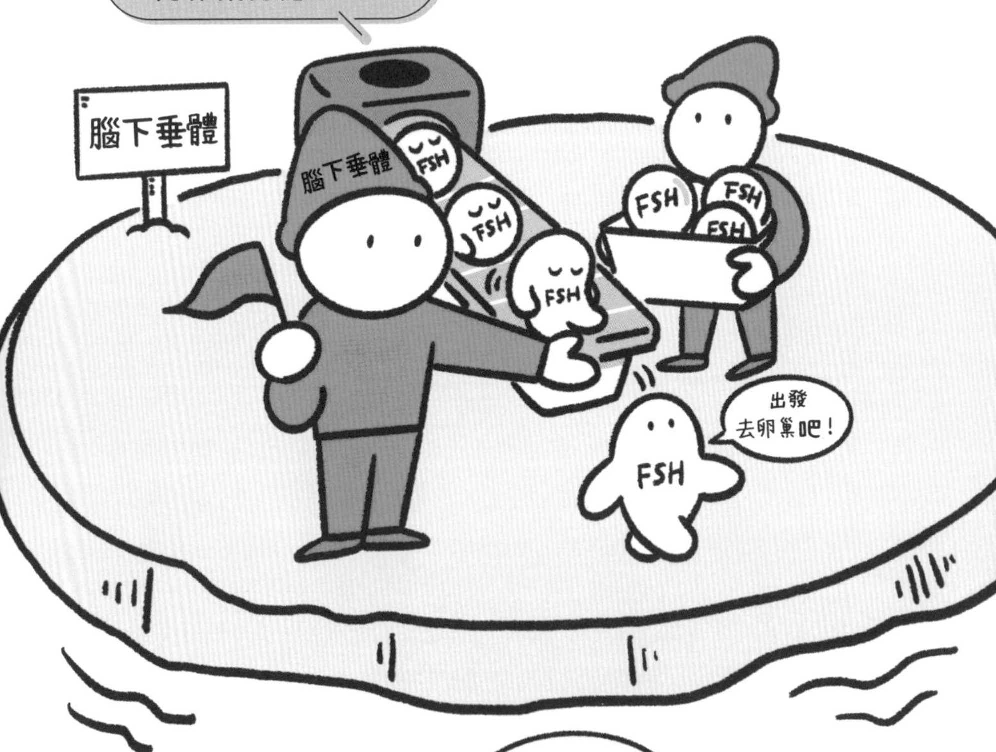

濾泡會在FSH的作用之下，費時約70天慢慢地生長，然後從排卵日前大約14天開始急速發育。自經期開始的約莫14天內，促性腺素釋素「GnRH太鼓」每小時都會響一次，而腦下垂體會配合這個節奏讓FSH順著血液，陸續送往卵巢。

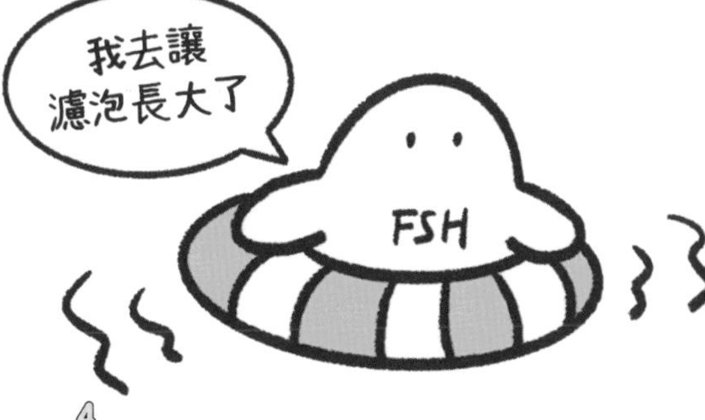

當「妳」正處於經期時……卵巢中的濾泡也正在FSH的幫助下不斷成長！一開始原本有1000個的濾泡寶寶，也會在這時被篩選成剩下約十幾個。

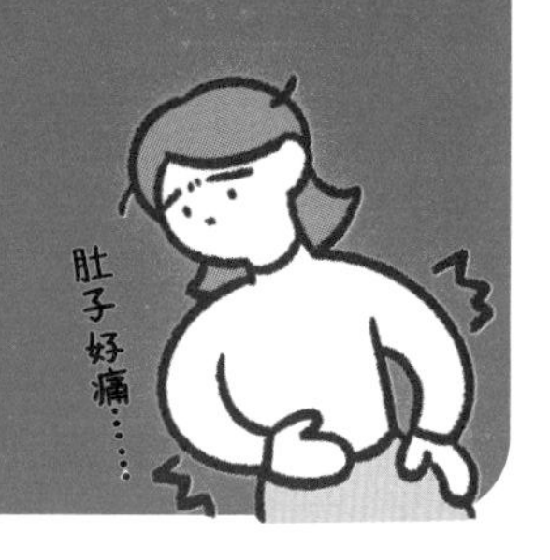

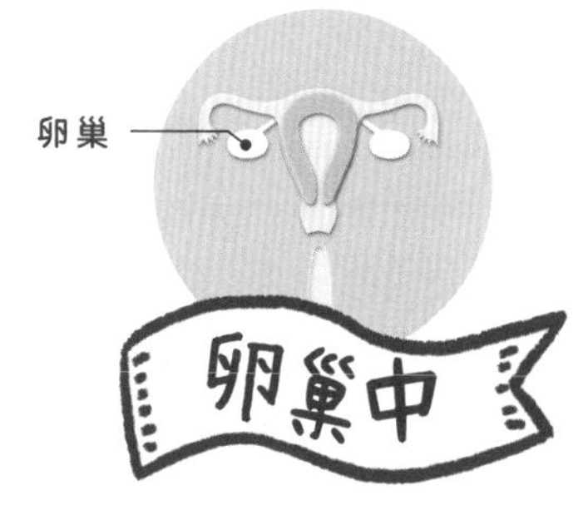

卵巢中，約有1000個濾泡寶寶會在超過三個月之前就覺醒過來，開始生長。從中途開始，濾泡會借助FSH和同樣由腦下垂體分泌的LH（黃體化激素）的力量，進一步發育。這時，會有十幾個發育得特別好的濾泡被留下，然後到了最後，只會有一個濾泡在卵巢中持續發育，其餘的濾泡寶寶則停止生長。它們會繼續留在卵巢內，逐漸消失。

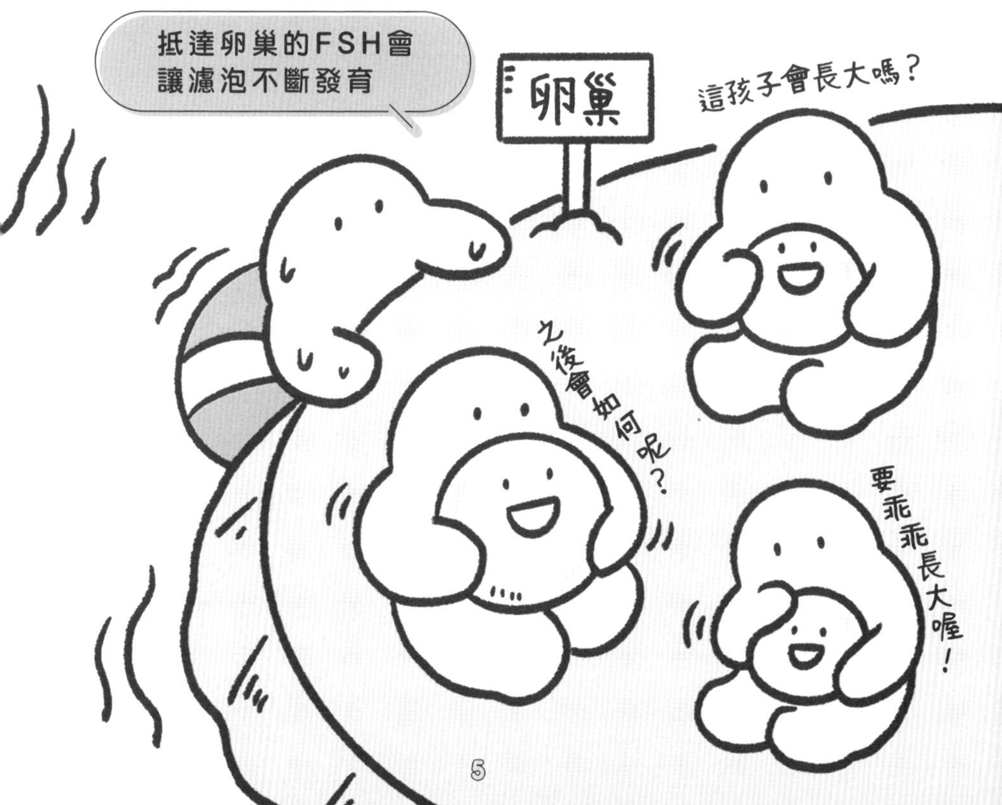

3 預定排卵日前約1周（經期結束！）

當「妳」的經期結束時，
卵巢中的濾泡會發育得更大！
大小超過8mm的濾泡
會釋放出雌激素。

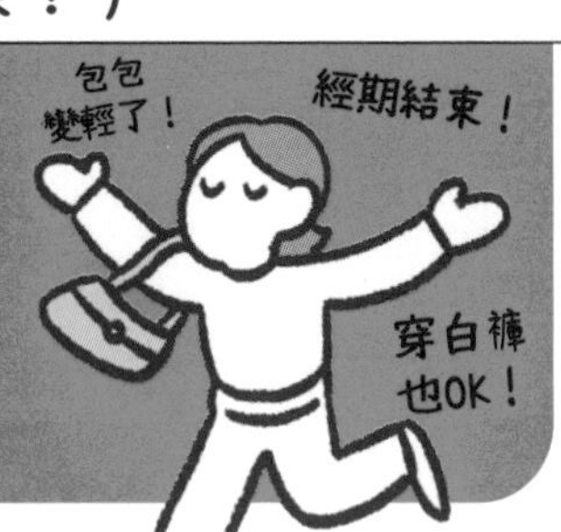

包包
變輕了！
經期結束！
穿白褲
也OK！

濾泡釋放出的雌激素
會前往子宮

長大了耶～！
濾泡
超過
8mm！
卵巢
FSH
雌激素
雌激素
前往
子宮吧！
雌激素
雌激素

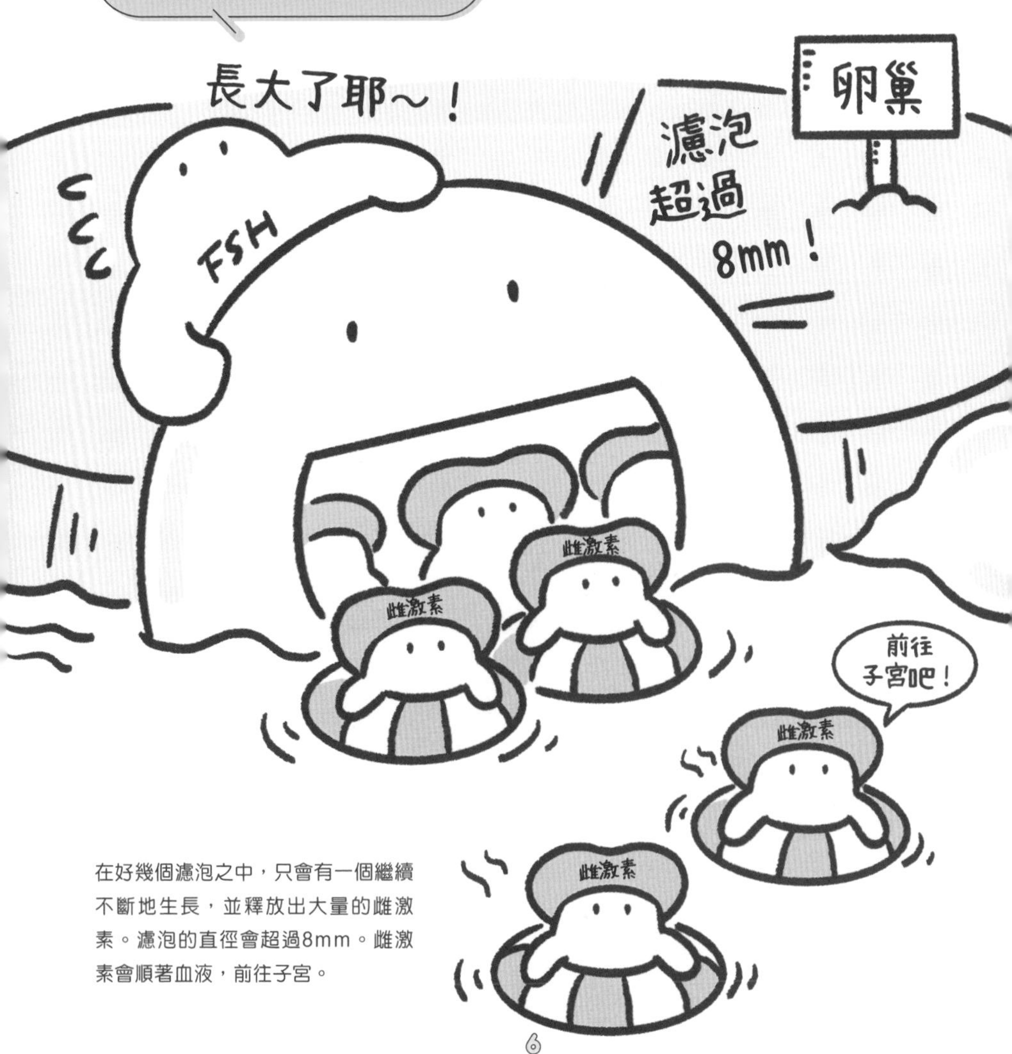

在好幾個濾泡之中，只會有一個繼續不斷地生長，並釋放出大量的雌激素。濾泡的直徑會超過8mm。雌激素會順著血液，前往子宮。

此時「妳」經期結束，身體狀況絕佳！但在此同時子宮依然在為迎接下一次的排卵和可能來到的「受精卵」而忙著做準備。

工作也
大有進展！
迅速
迅速

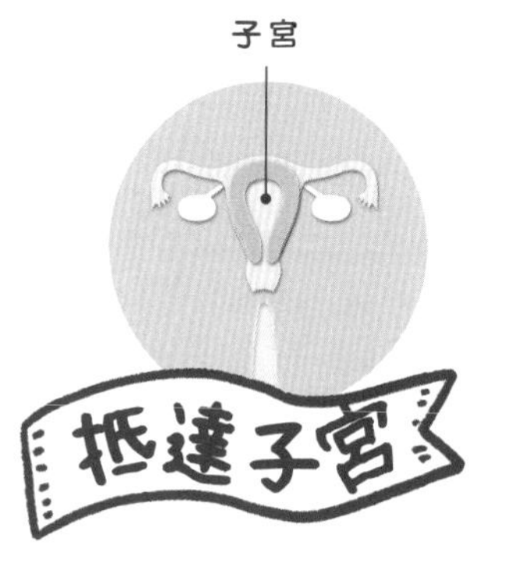

從卵巢抵達子宮的雌激素，會一心想著「快要排卵了！得趕緊把床做出來才行！」，勤奮地開始在子宮內側打造子宮內膜的床。這是為了替抵達子宮的受精卵，事先準備好一張柔軟又舒適的床。

抵達子宮的雌激素會打造
用來迎接受精卵的床
釋放出
雌激素！
我要做出
一張好床來
迎接小寶寶
子宮
雌激素
雌激素
子宮內膜

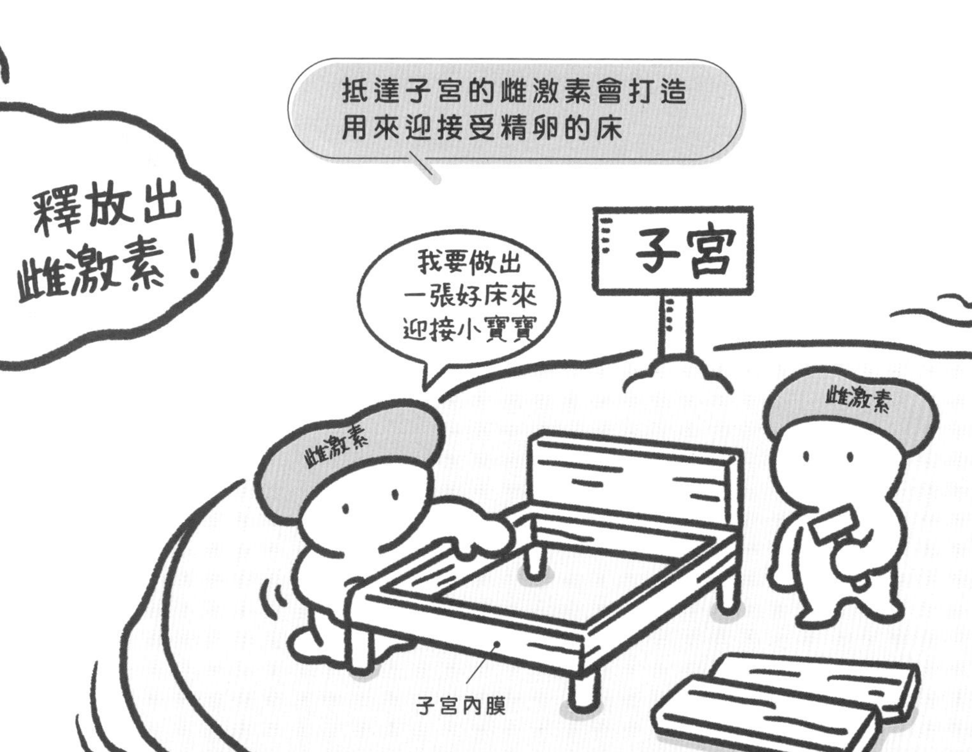

預定排卵日前約2～3天

卵巢會進一步釋放出雌激素。
大腦下視丘得知這一點後，
會指示腦下垂體開始為排卵做準備。
而「妳」會持續維持絕佳身體狀況！

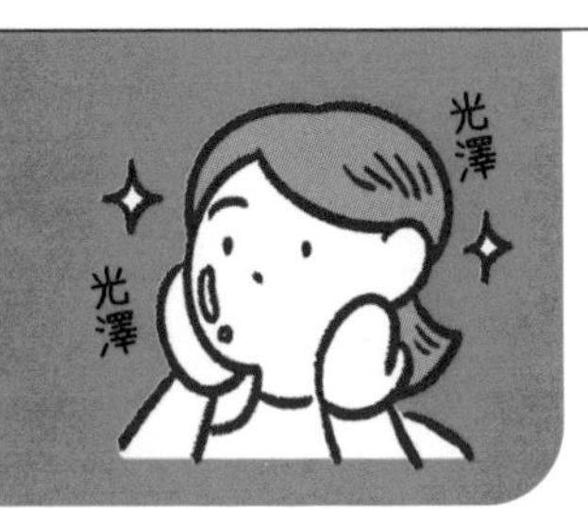

收到下視丘的指示之後，腦下垂體會
大量製造出幫助排卵的荷爾蒙

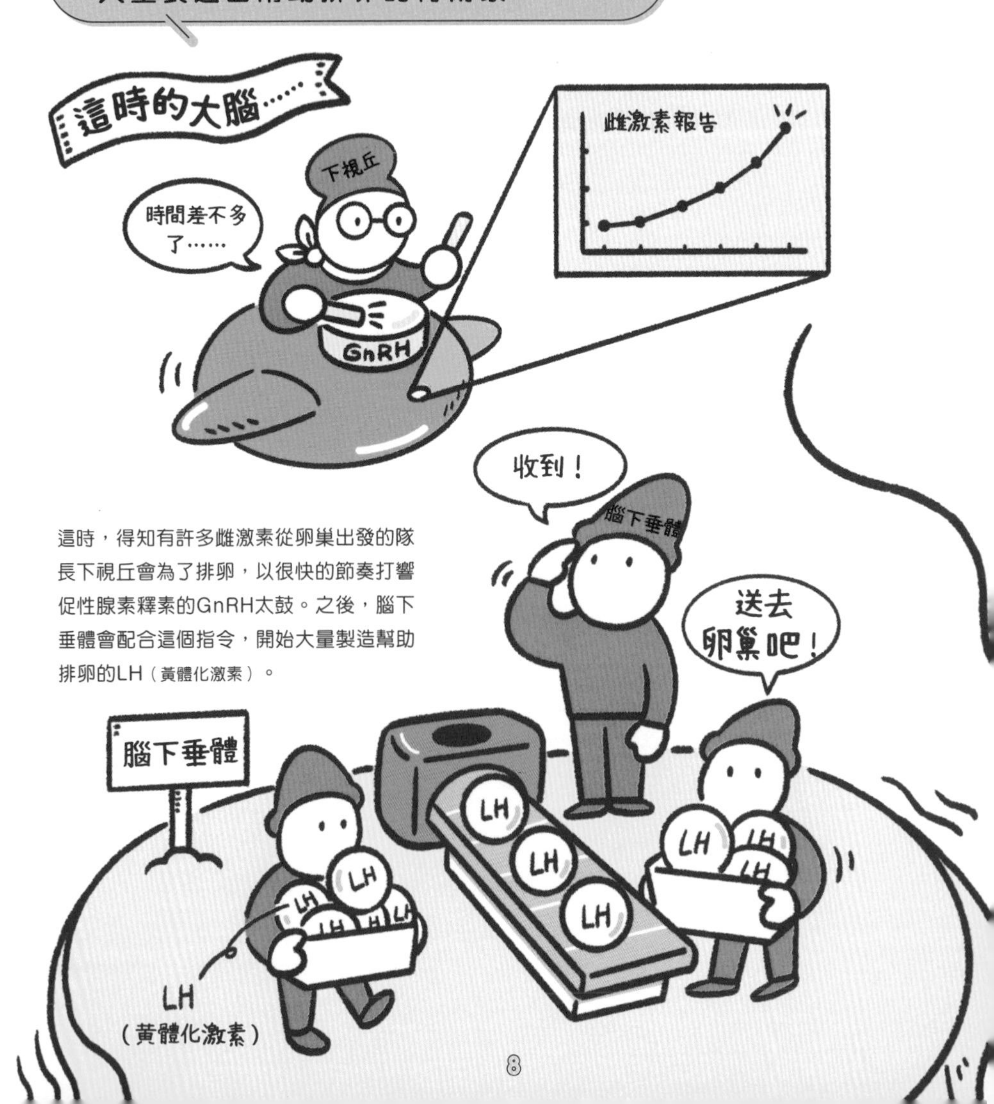

這時，得知有許多雌激素從卵巢出發的隊長下視丘會為了排卵，以很快的節奏打響促性腺素釋素的GnRH太鼓。之後，腦下垂體會配合這個指令，開始大量製造幫助排卵的LH（黃體化激素）。

卵巢中發育得最大的濾泡
會變成約2cm的「主濾泡」。
在雌激素的不斷增加下，
嬰兒床的組裝也漸入佳境！

活動力
十足！

卵巢中出現超過2cm的主濾泡！
雌激素的造床行動也持續進行
這時的卵巢……
主濾泡
超過20mm！
濾泡發育得
這麼大了！
卵巢
FSH
主濾泡
大量釋出
雌激素
雌激素
嬰兒床仍在
持續打造中……
子宮
子宮內膜

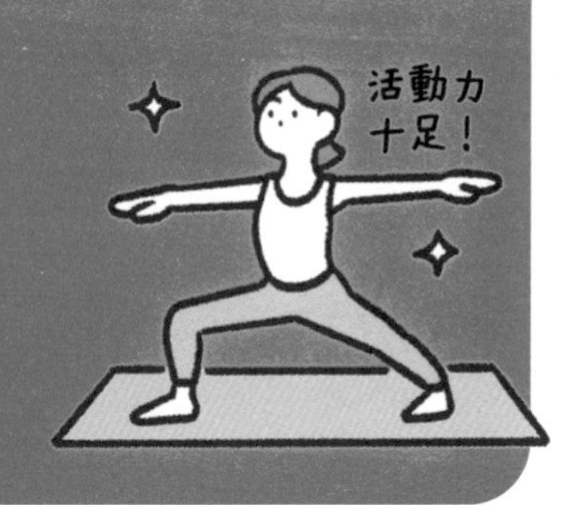

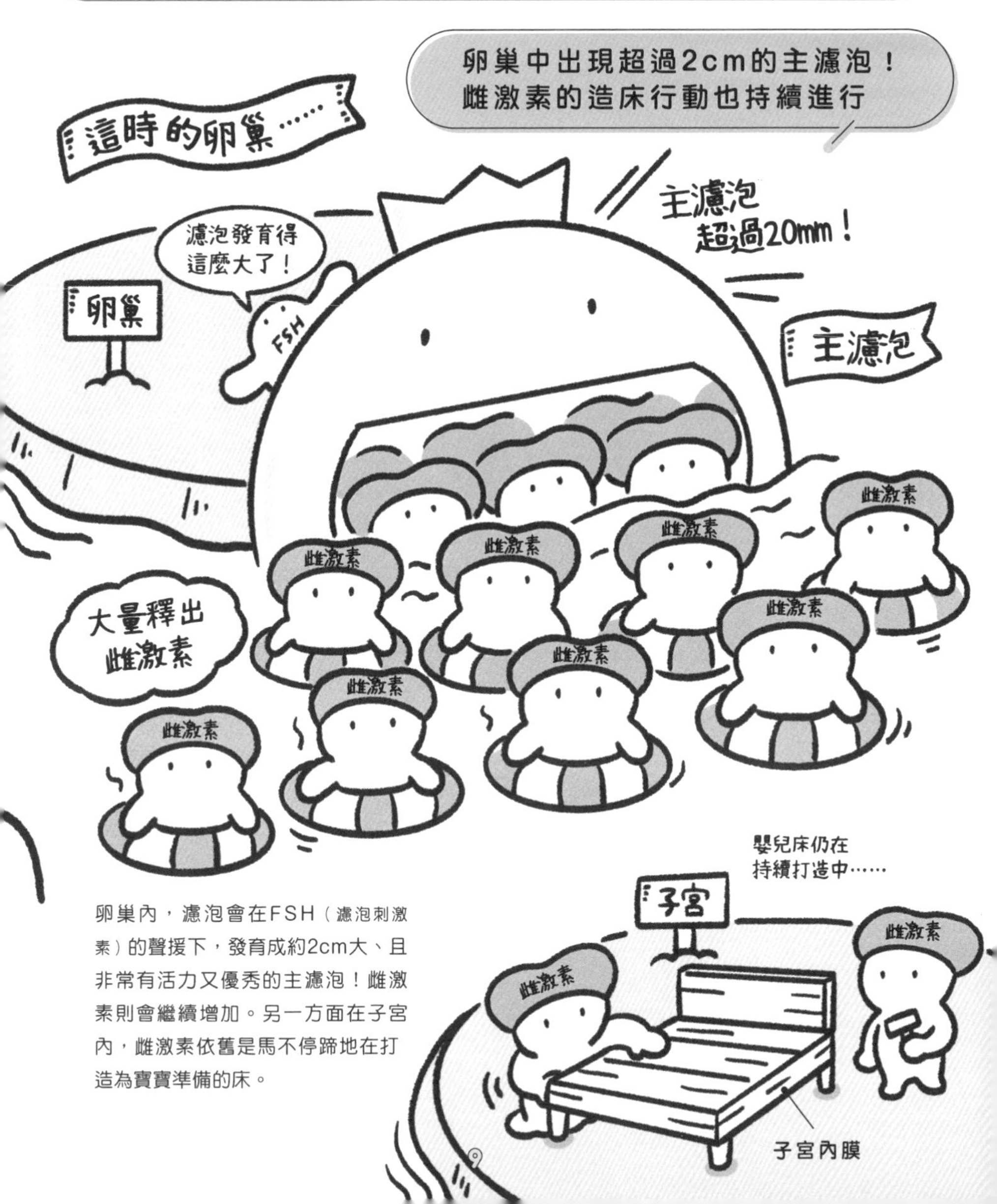

卵巢內，濾泡會在FSH（濾泡刺激素）的聲援下，發育成約2cm大、且非常有活力又優秀的主濾泡！雌激素則會繼續增加。另一方面在子宮內，雌激素依舊是馬不停蹄地在打造為寶寶準備的床。

5 終於到了排卵日！（經期前14天）

卵巢分泌的雌激素量達到最大值！
腦下垂體會在距離排卵約36小時前，
朝卵巢釋放出大量的LH（黃體化激素），
引發「LH高峰」。

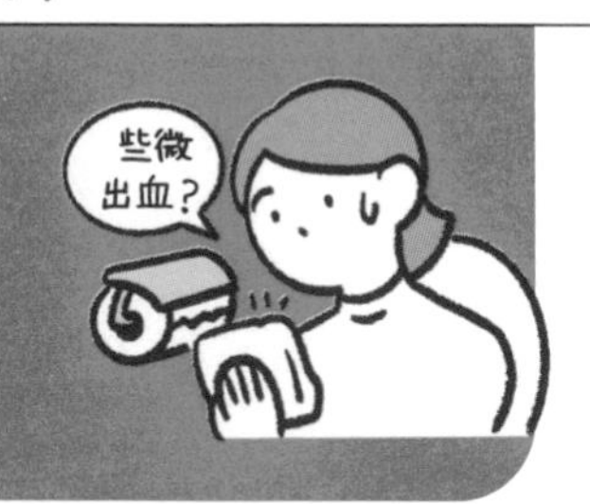

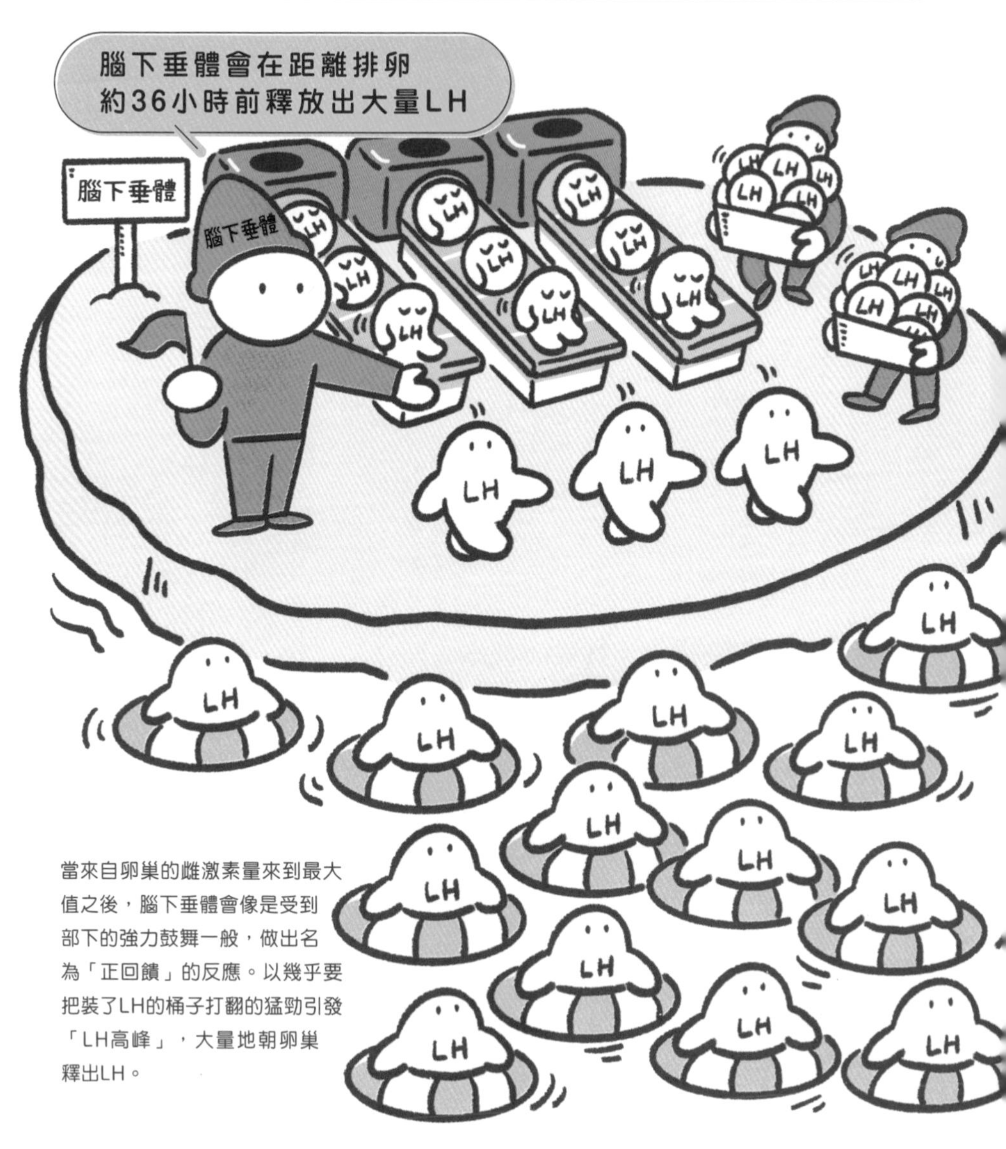

當來自卵巢的雌激素量來到最大值之後，腦下垂體會像是受到部下的強力鼓舞一般，做出名為「正回饋」的反應。以幾乎要把裝了LH的桶子打翻的猛勁引發「LH高峰」，大量地朝卵巢釋出LH。

「LH高峰」發生約36小時之後，
完全成熟的濾泡終於排卵！
此時「妳」可能會出現排卵期出血
或是感到輕微的下腹部疼痛。

?
有點痛…

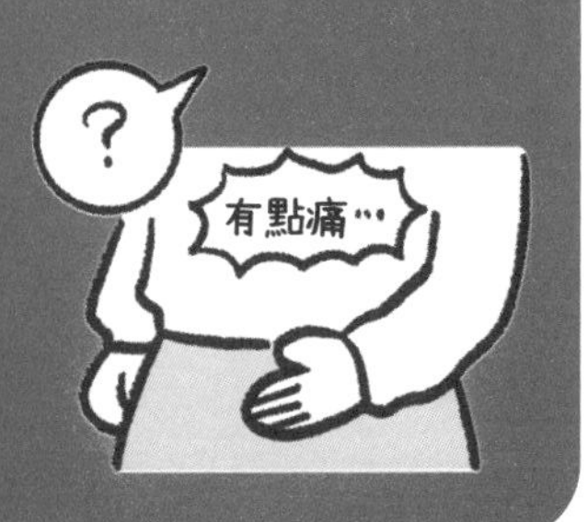

當大量LH抵達卵巢之後，
成熟的濾泡終於排卵！

LH高峰發生約36小時之後，終於迎來排卵的時刻。成熟的卵子會打破過去保護養育自己的濾泡而出，甚至衝出卵巢，被大力地丟進肚子裡。由於卵巢表面會破裂出血，因此化為空殼的濾泡會變成血體。

大量釋出
LH（黃體化激素）！
LH
我出發了！
卵子
終於
排卵！
LH
卵巢
濾泡

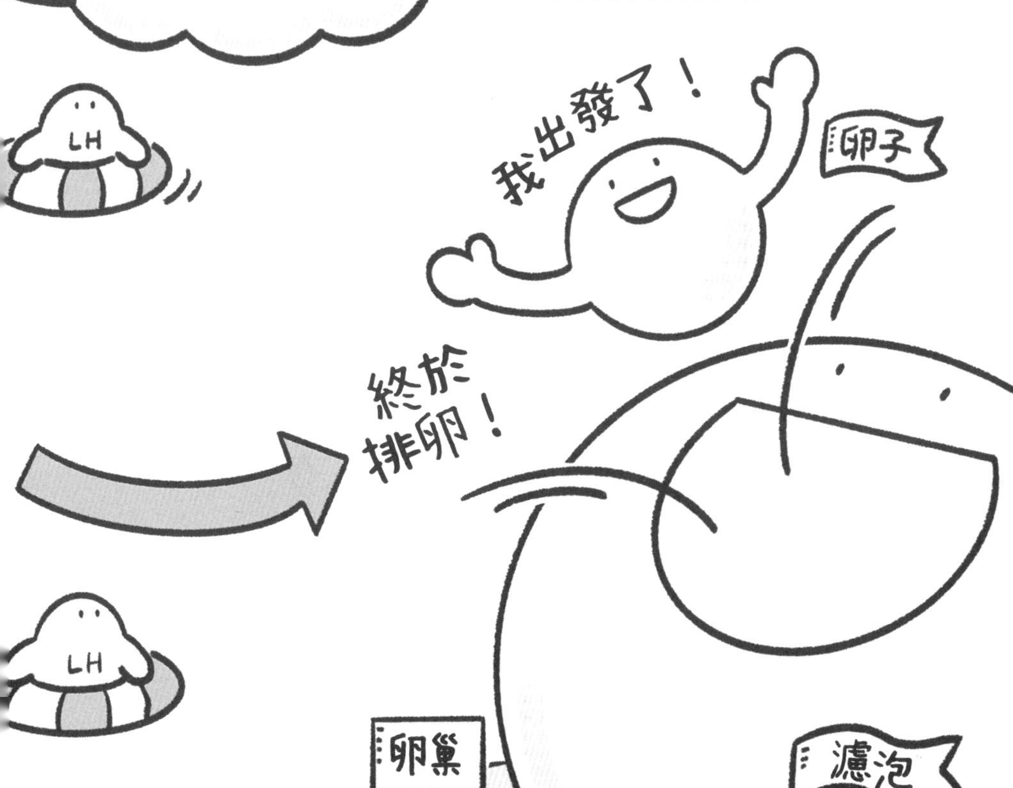

6 排卵日後1～7天（經期前7～13天）

已經排卵的濾泡會變成「黃體」，
而黃體會釋放出黃體素（黃體脂酮）！
在黃體素的作用下，「妳」可能會產生
皮膚粗糙、水腫等PMS的症狀……

PMS…

黃體所釋出的黃體素
會流向子宮
在結束排卵的卵巢內……
卵巢
黃體
黃體素
黃體素
黃體素
黃體素
黃體素

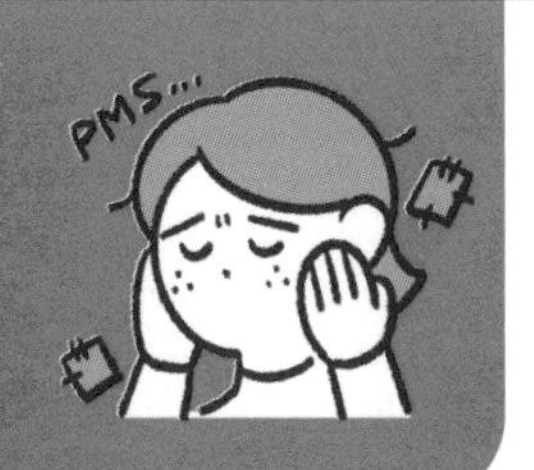

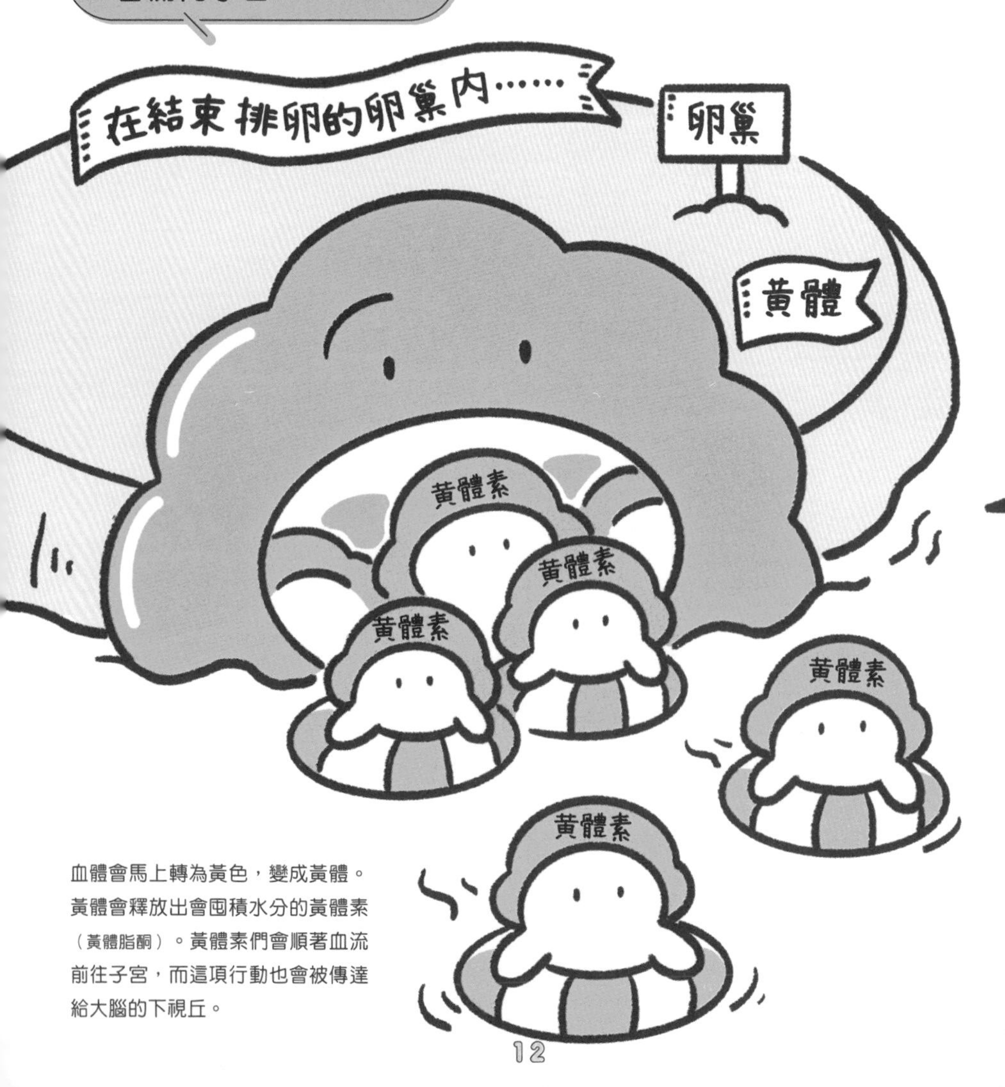

血體會馬上轉為黃色，變成黃體。黃體會釋放出會囤積水分的黃體素（黃體脂酮）。黃體素們會順著血流前往子宮，而這項行動也會被傳達給大腦的下視丘。

黃體素抵達子宮之後，
會將雌激素打造出來的床
布置得鬆軟舒適。
嬰兒床完成之日近在眼前！

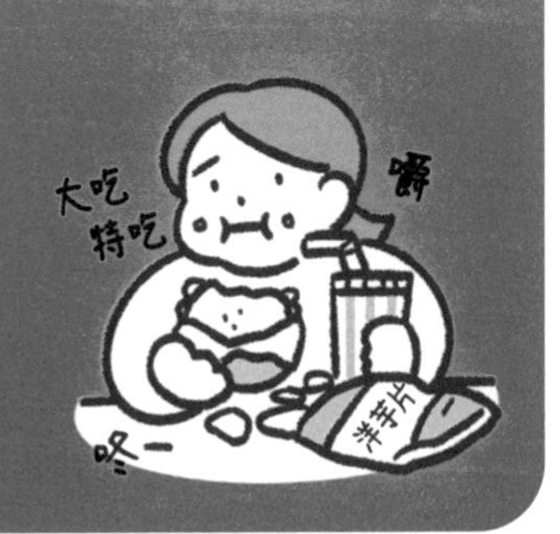

在黃體素的作用下，床＝子宮內膜會變鬆軟

黃體素抵達子宮之後，會遵照黃體傳來的「受精卵有可能會來，妳去把子宮內膜的床變得更鬆軟一些！」的指令，讓雌激素組裝起來的床＝子宮內膜變得更加柔軟厚實。

釋出
黃體素！

子宮

布置得
更鬆軟！

黃體素

黃體素

鬆軟

鬆軟

子宮內膜

嬰兒床
即將完成！

7 排卵日後14天……月經來了！

這次排出的卵子沒有受精。由於黃體的壽命是14天，因此黃體素的濃度會跟著下降，鬆軟的床也就無法維持下去。

差不多要來了……
Diary

這次沒有受精！
卵子
1～2天內就要掰掰了～
排卵後14天……
卵巢
黃體
白體
最後會消失不見

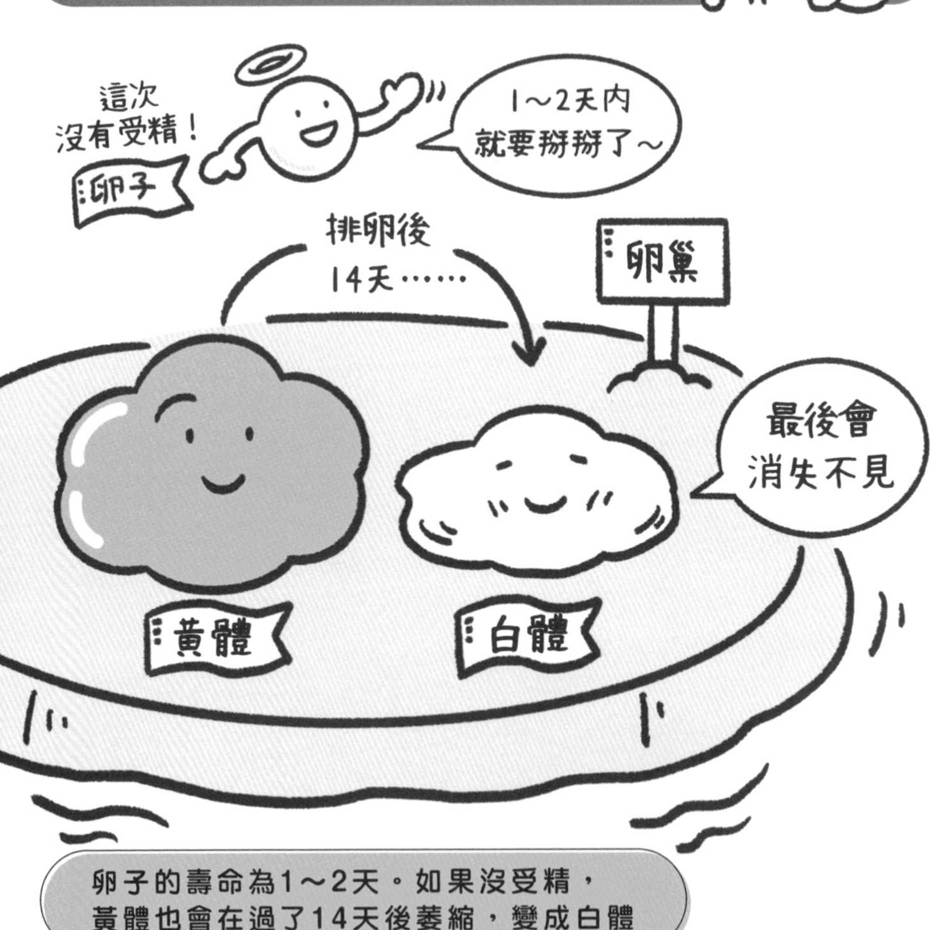

卵子的壽命為1～2天。如果沒受精，黃體也會在過了14天後萎縮，變成白體

另一方面，被排出的卵子則會移動到輸卵管等待精子，但是如果沒有受精，就會在1～2天內結束短暫的一生。黃體也會結束任務，在14天後萎縮變成白色的白體。這麼一來，黃體素將不再前往子宮，床＝子宮內膜也會因維持不下去而開始剝落。

黃體素停止分泌！
在子宮的床崩壞的同時，
前列腺素帶來的影響會使子宮收縮，
將床排出體外。經期於是開始！

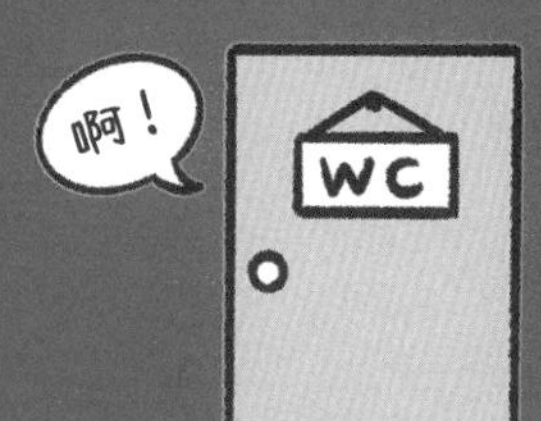

前列腺素會使子宮收縮，經期於是開始

同時，由細胞製造出來的生物分子——前列腺素會在子宮登場。前列腺素會又飛又跳地大鬧，令子宮收縮，老舊的床於是從子宮剝落，化為經血被排出體外。有的人會受到前列腺素的影響，產生經痛的症狀。以這種方式展開的經期會在7天後結束，不過這時身為司令部的大腦，其實已經在為下一次的經期展開行動了。

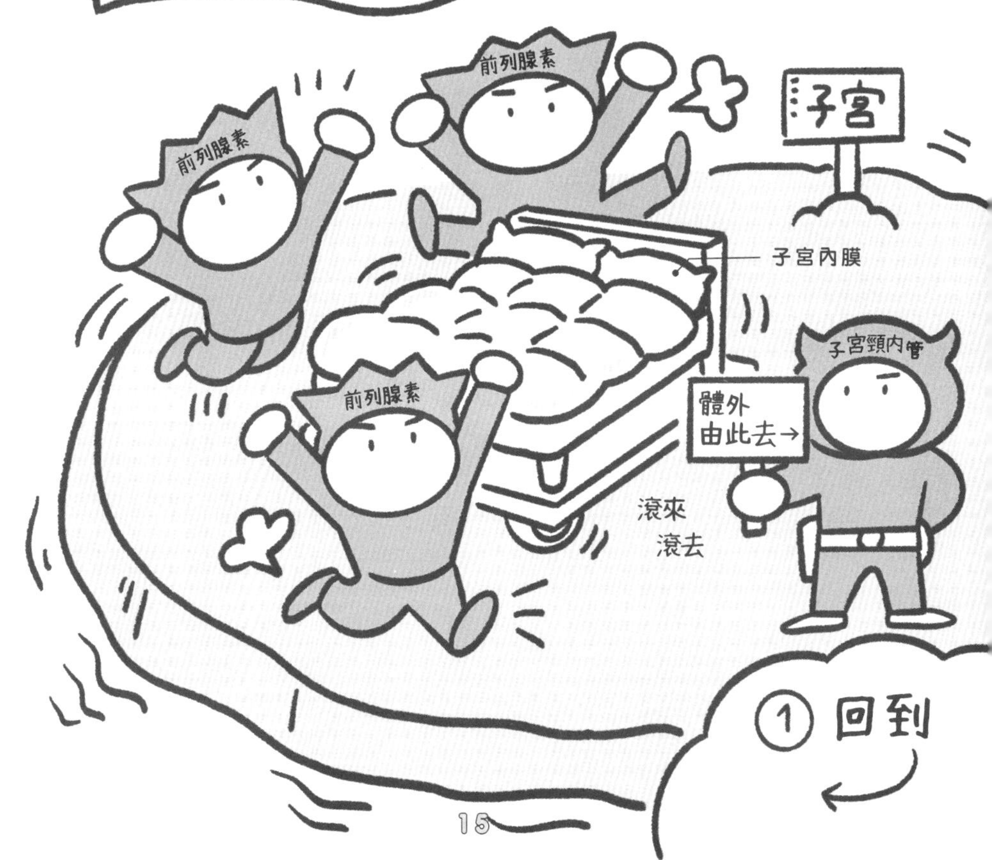

前言

各位知道有「女性醫學」這樣一門學問嗎？婦產科之中，除了有懷孕、生產的「周產期學」、針對癌症的「腫瘤學」、處理不孕症等的「生殖內分泌學」這三種專業領域，還有專精「女性醫學」的醫師。所謂女性醫學，是為了維持、提升QOL（Quality of Life，即生活品質），以女性特有的身心疾患為主，從預防醫學的觀點進行研究的一門學問。說得簡單一點，就是為了女性健康著想的學問。居然光是身為女性就成了一門學問！女性的身體其實比妳我想像中還要深奧且神祕。

每位女性在一生當中，都會面臨到變化劇烈的女性荷爾蒙大波動，以及每月固定發生細微變化的女性荷爾蒙小波動。只要能夠巧妙地順著波動而行，就能積極樂觀地享受每天的生活，而了解女性的身體有多麼珍貴，也會讓我們懂得更加珍惜自己的身體。為了順利地順著波動而行，不因女性荷爾蒙的波動而產生不良影響，首先請透過本書學習「子宮的基本知識」，試著認真執行改善生活品質的自我保健方式。但是，假使煩惱的問題增加了，建議還是去找女性醫學的專科醫師諮詢。醫師會預估未來可能發生的狀況並透過預防性用藥，幫助妳順利度過這一波大波動。

閱讀本書的你，無論性別是男性、女性、LGBTQ※都無所謂，倘若本書能成為各位了解女性如宇宙般遼闊的身體奧祕、以及荷爾蒙巧妙機制的契機，那將會是我最大的榮幸。

善方婦產科　院長
橫濱市立大學婦產科　客座副教授
善方裕美

※由Lesbian、Gay、Bisexual、Transgender、Queer、Questioning的開頭字母組成的單字，是代表性少數族群的總稱之一

Contents

Chapter 2 妳該知道的每月「經期」知識

Chapter 3 發揮子宮力的自我保健方式

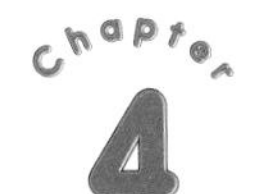

無論是想生或不想生寶寶的人 都該知道的懷孕大小事

Chapter 5 妳是否視若無睹？子宮的疾病與治療方式

※本書刊登商品之價格皆以2022年3月的含稅價格為準。

Chapter

1

認識影響女性一生的子宮

女性所獨有的生殖器「子宮」和「卵巢」。
位在身體的哪個位置？器官大小是？
各自有著什麼樣的功能？
這些是會影響女性一生的重要知識。
除此之外，也來複習一下與令人在意的
「女性荷爾蒙」之間的關係吧。

重新了解子宮是個什麼樣的地方？

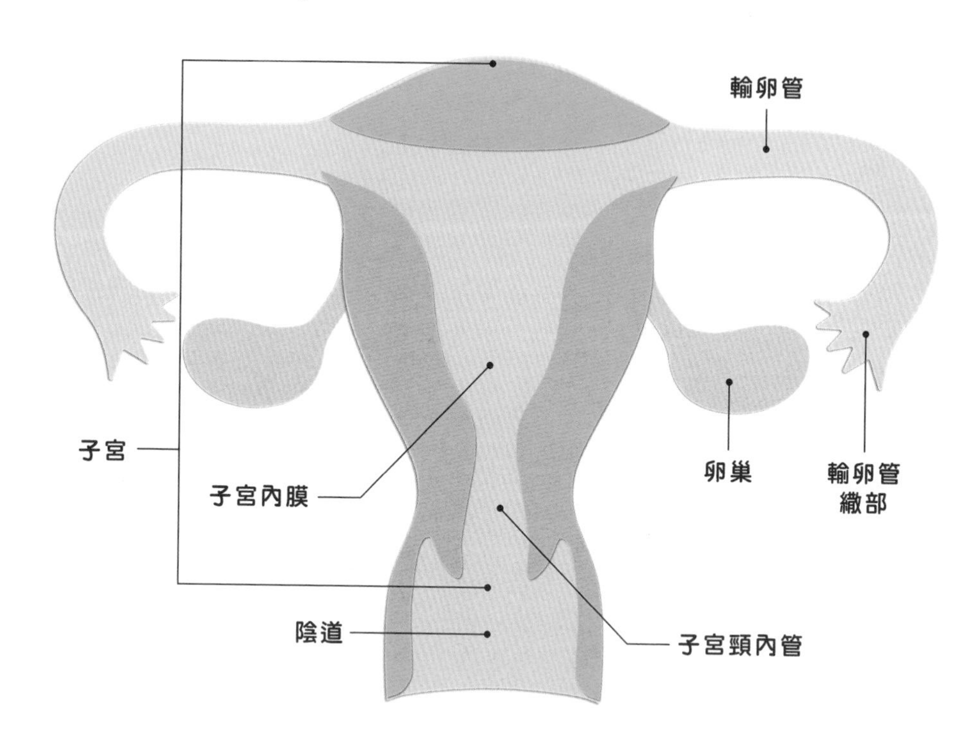

子宮是「寶寶生長的地方」

子宮是讓受精卵著床，在生產之前保護寶寶長大、宛如保溫箱一般的器官。大部分由肌肉構成，懷孕時會隨著胎兒的成長，延展成原來的好幾倍大。內側覆蓋著柔軟的子宮內膜，而為了讓內膜保持新鮮，每個月都會產生月經。由於是用來養育寶寶的器官，因此即便切除也不會對身體造成太大的影響。

卵巢是「培育卵子的地方」

卵巢就好比藏寶箱一般，裡面裝滿了卵子的庫存。每個月都會從眾多庫存中挑選出卵子，將其養育長大後排出。不僅如此，卵巢還會和大腦保持聯繫，視需要分泌出女性荷爾蒙。像是讓子宮內膜為了懷孕做好準備，以及幫助肌膚、頭髮、全身保持年輕健康，卵巢無疑是女性非常重要的器官。

輸卵管是「卵子通過的地方」

輸卵管連接子宮和卵巢，是卵子的通道。並未直接和卵巢相連，前端是朝向卵巢附近的腹腔內敞開。受精時，除了卵子外也會成為精子的通道，卵子會在輸卵管口徑最粗的壺腹部分等待精子到來，然後在此進行受精。另外，輸卵管也是受精卵一邊發育一邊前往子宮的場所。

輸卵管繖部是「抓取卵子的地方」

輸卵管繖部的功能是抓住從卵巢排出的卵子。位於左右輸卵管的前端，外觀長得像海葵。卵子排出後，輸卵管繖部會溫柔地撫摸卵巢的表面，抓住卵子。話雖如此，其抓取卵子的詳細原理至今仍是個謎。輸卵管繖部似乎不具備自主活動的能力，而是靠著卵巢的韌帶和輸卵管的肌肉微微移動去抓取……。

陰道是「連接子宮和外界的地方」

陰道是連接子宮入口和外界的筒狀空間，也是接受精子的場所。內側覆蓋著皺褶狀的黏膜，生產時會大大地延展，成為寶寶出生的通道。像是經血、分泌物等等，平時除了會將來自子宮的分泌物向外排出，也會為了防止外來細菌入侵子宮而隨時保持酸性狀態。

子宮位在哪個位置？

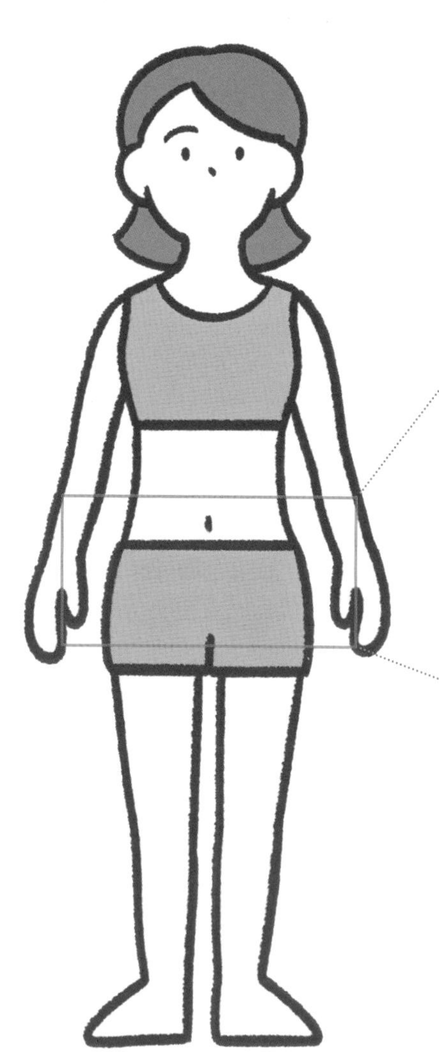

從正面看的話……

位置相當下面呢!?

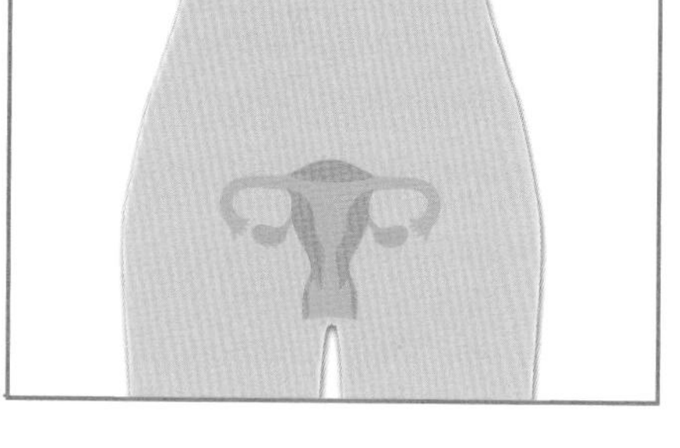

- 下腹部一帶
- 恥骨正上方
- 肚臍下方5cm處

從側面看的話……

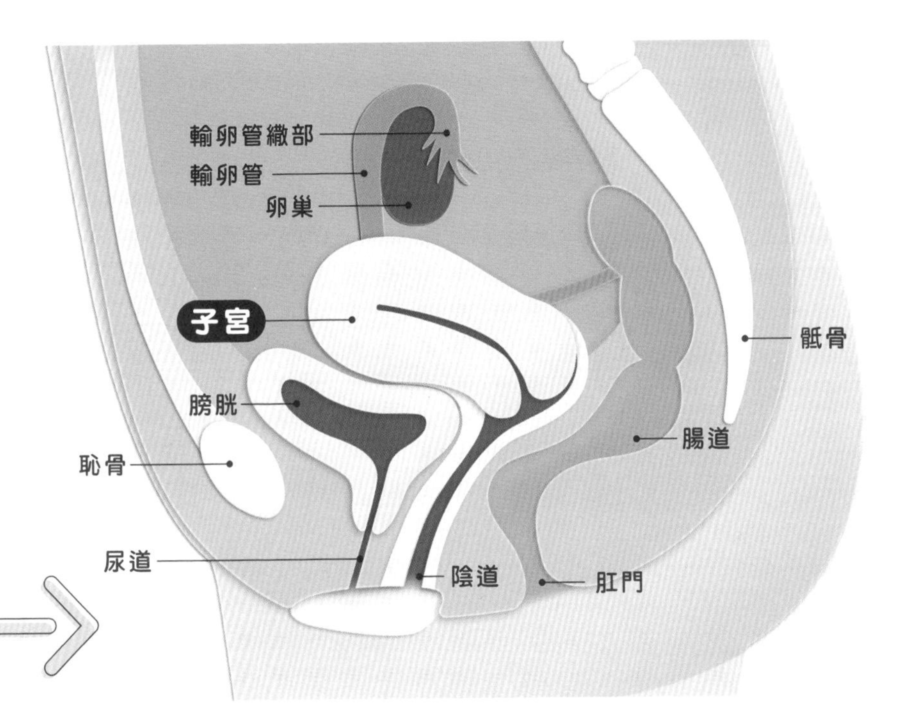

- 膀胱後方
- 直腸前方
- 陰道上方
- 朝膀胱的方向前傾
- 卵巢和輸卵管在子宮上方

子宮只有一顆雞蛋那麼大！

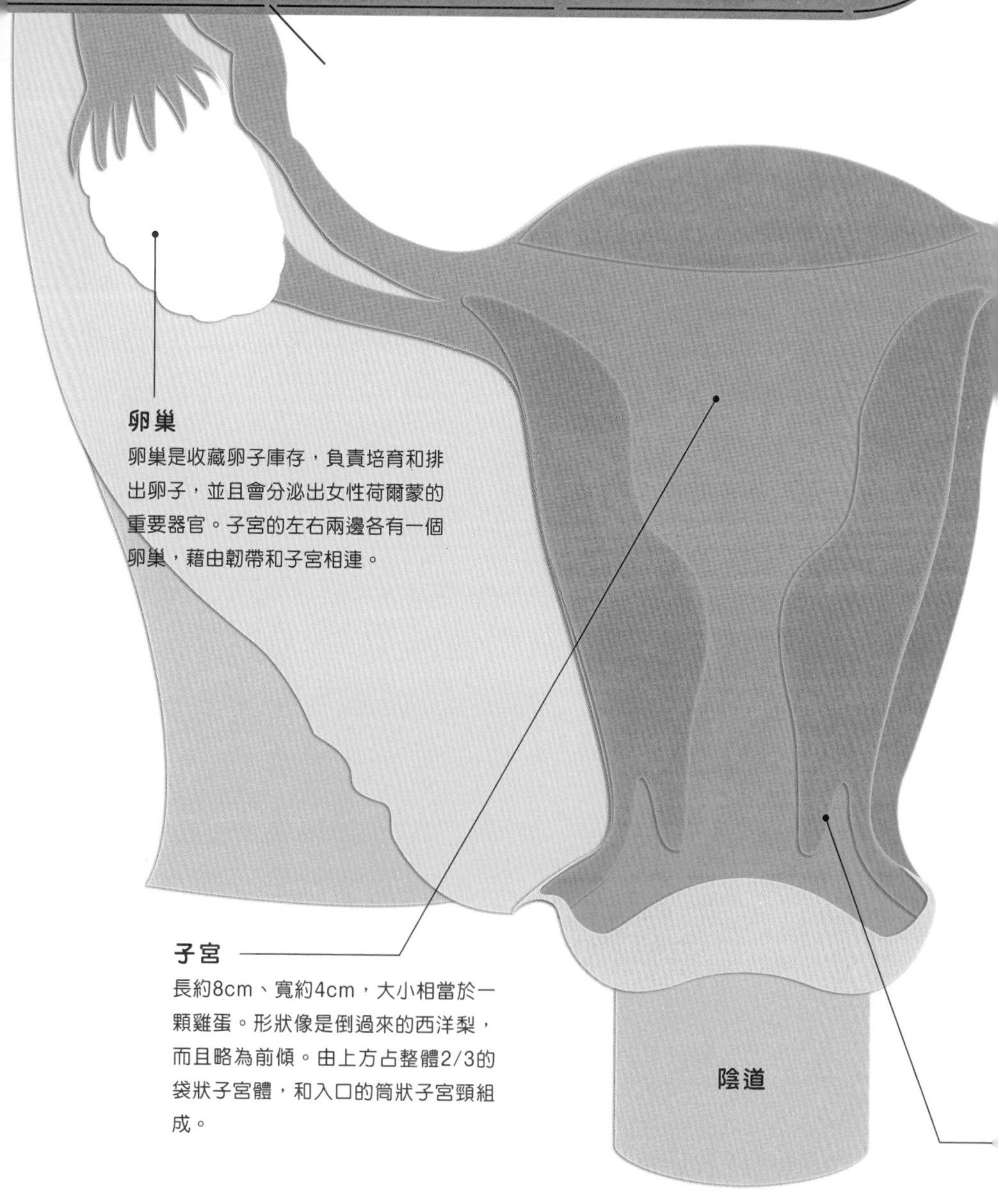

卵巢

卵巢是收藏卵子庫存，負責培育和排出卵子，並且會分泌出女性荷爾蒙的重要器官。子宮的左右兩邊各有一個卵巢，藉由韌帶和子宮相連。

子宮

長約8cm、寬約4cm，大小相當於一顆雞蛋。形狀像是倒過來的西洋梨，而且略為前傾。由上方占整體2/3的袋狀子宮體，和入口的筒狀子宮頸組成。

陰道

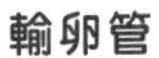

卵子和精子的通道，也是受精的場所。內側有纖毛，會在受精卵移動時派上用場。長約10cm，直徑約4mm。前端有用來抓取卵子的輸卵管繖部。

約和稻庭烏龍麵一樣粗!?

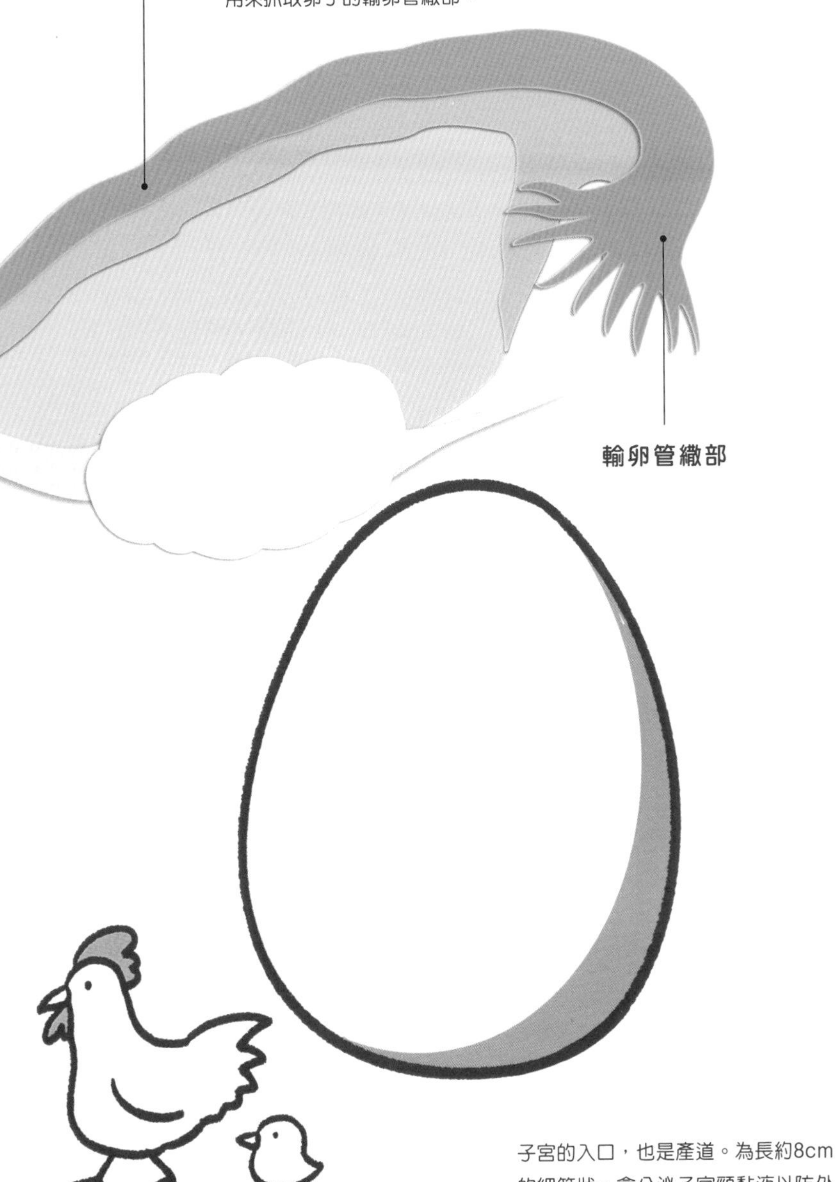

子宮頸內管

子宮的入口，也是產道。為長約8cm的細筒狀。會分泌子宮頸黏液以防外來細菌入侵，並在排卵時迎接精子入內。也是子宮分泌物的出口。

子宮是幾乎由肌肉組成的強壯器官

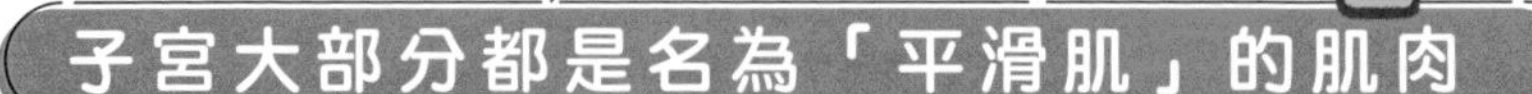

妳知道養育寶寶的子宮是由肌肉所組成嗎？那麼，子宮有辦法透過重訓加以鍛鍊嗎？其實，子宮的肌肉和一般所說的肌肉有些不同。子宮大部分都是延展性極佳、名為平滑肌的肌肉，而能夠自行鍛鍊的是活動腿、手臂等骨骼的橫紋肌。

女性在懷孕之後，原本只有雞蛋大小的子宮會撐大到直徑約35cm的程度。正因為子宮都是肌肉，才有如此驚人的延展性。再加上，子宮的肌肉比其他器官來得厚實強韌，因此過度延展導致子宮破裂……這種事情是幾乎不可能發生的。

肌肉其實分成許多種類

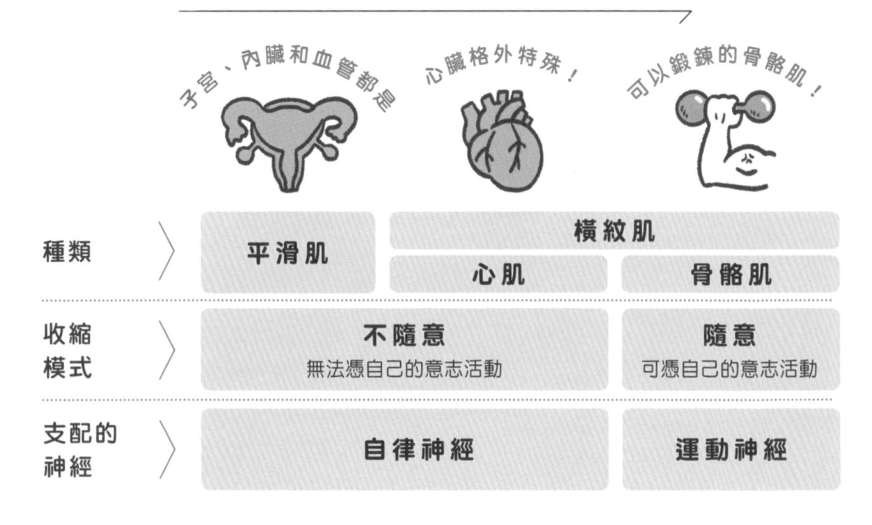

種類	平滑肌	橫紋肌	
		心肌	骨骼肌
收縮模式	不隨意 無法憑自己的意志活動		隨意 可憑自己的意志活動
支配的神經	自律神經		運動神經

子宮的構造

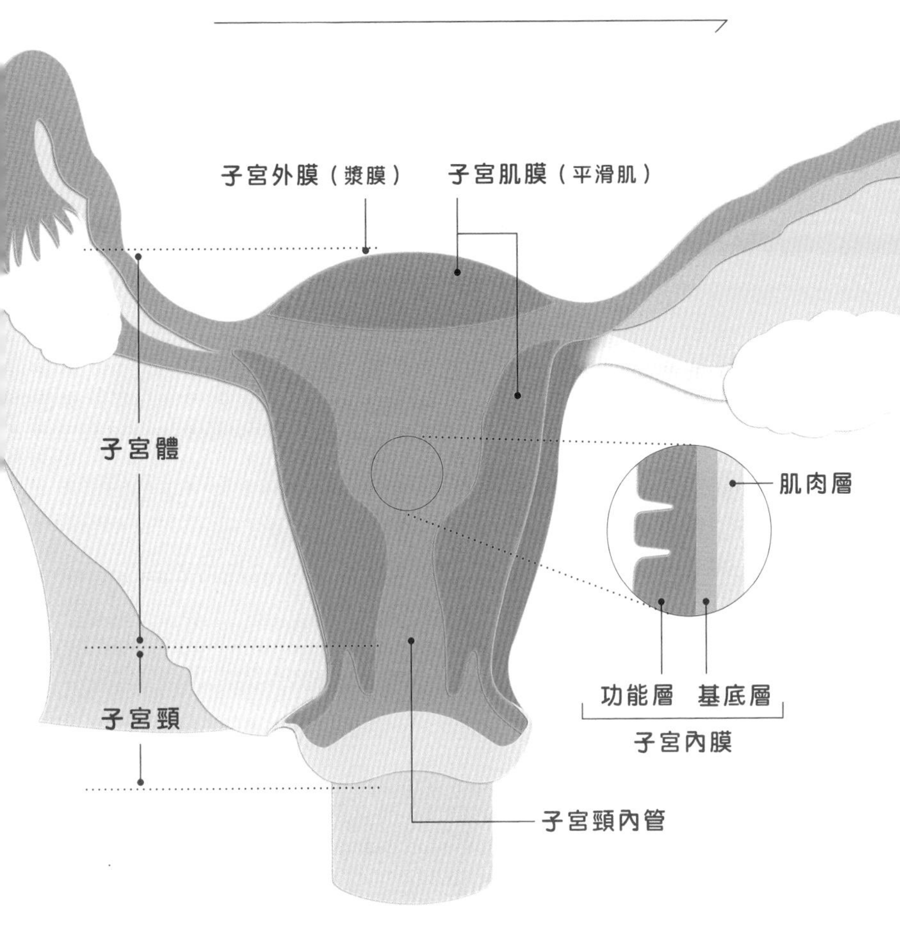

大部分都是肌肉的子宮是非常強壯堅韌的器官，然而**內側卻具備了天鵝絨狀的柔軟子宮內膜，內部空間十分舒適寬敞。子宮內膜分為基底層和功能層，內腔側的功能層每個月都會增厚成有如鬆軟的棉被**。然後一旦受精卵現身，子宮便會將它牢牢抓住，細心地養育呵護。不僅如此，子宮還非常勤勞！只要沒有懷孕，子宮就會讓棉被剝落並扔出體外，然後等到下個月再準備新的棉被。不過確實也因為如此，子宮所承受的負擔相當大。

子宮頸內管是保護子宮不受外界侵擾的重要守衛

子宮頸內管

體外
由此去→

排卵期也會支援精子

子宮是與外界相連，容易遭到細菌入侵的器官，因此必須依靠在子宮入口處擔任守衛的子宮頸內管發揮保衛的功能。**子宮頸內管呈細筒狀，除了排出子宮分泌物和月經的經血外，也會分泌名為子宮頸黏液的濃稠分泌物將外敵阻擋在外，防止細菌入侵子宮**。另外，子宮頸內管在懷孕期間會牢牢緊閉以保護長大的嬰兒，到了生產之前則會變得柔軟，並且打開成為寶寶能夠通過的產道。子宮頸內管是能夠視需要，時而抵禦外敵、時而排出子宮內分泌物的能幹守衛。

From Doctor

懷孕難易程度會因「子宮頸黏液」而改變!?

子宮頸內管黏液平時是偏向酸性，外觀呈現濃稠狀。因為會保護子宮、阻止細菌接近，所以就連精子也很難進入。但只有在排卵日的前後幾天，守衛會對精子發出「可以通過喔～」的許可，並分泌出像蛋白一樣透明稀薄的特殊子宮頸黏液。

這個黏液呈鹼性且延展性佳，能夠讓精子順利通過狹窄的子宮頸內管。此外，也會在酸性的子宮內部保護精子，幫助精子度過漫長的旅程。假使黏液不足，精子抵達卵子的機率就會下降，進而導致不易懷孕。

子宮頸內管的工作

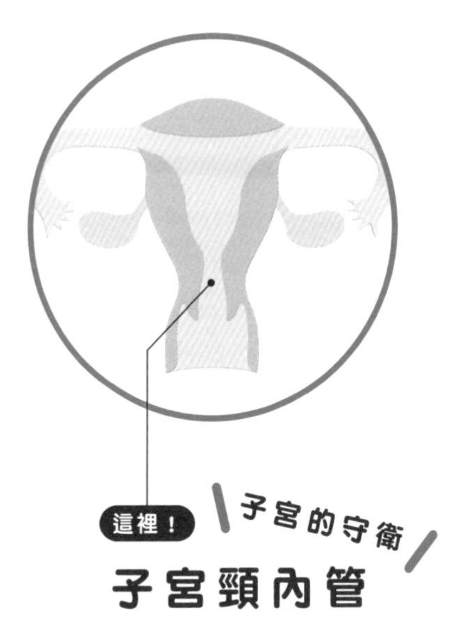

這裡！

子宮的守衛

子宮頸內管

將細菌等阻擋在外

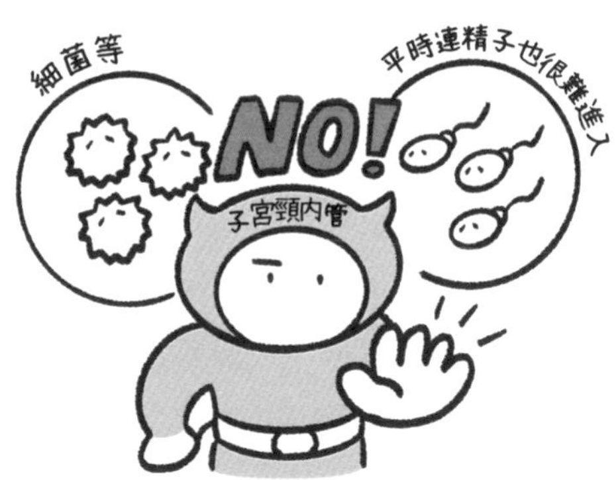

陰道和陰道外側、精子上，聚集了許多的細菌，假使允許它們入侵子宮，引發感染的風險將會倍增！為防止感染症的發生，子宮頸內管會分泌出濃稠的子宮頸黏液。

邀請精子入內

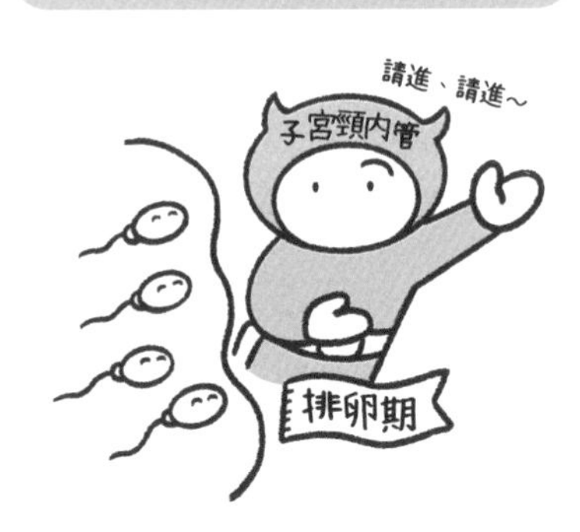

平時不讓精子通過的守衛，只會在排卵日前後雌激素的分泌增加時，才會分泌出友善精子的鹼性分泌物，「可以進來喔～！」爽快地迎接精子入內。

懷孕後會保護寶寶

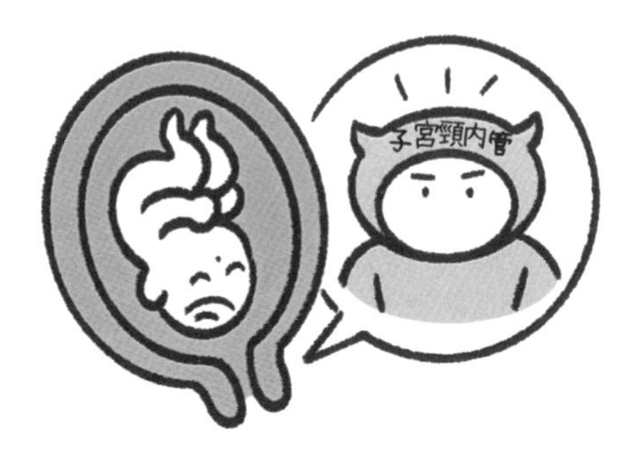

懷孕之後，子宮頸內管會牢牢緊閉以防寶寶跑到外面。同時也會分泌出更多的子宮頸黏液，將細菌等外敵趕出去。

卵巢的大小和「蠶豆」差不多

卵巢是負責培育卵子後將其排出，同時還會分泌女性荷爾蒙以維持年輕健康的無名英雄。儘管卵巢身負如此重責大任，其大小卻只有蠶豆那麼大。而且在卵巢小小的身體裡，還會為了排卵而上演激烈的生存競賽！卵巢每月都會從數以千計的卵子寶寶中挑選出一個，細心地呵護培育到排卵為止。

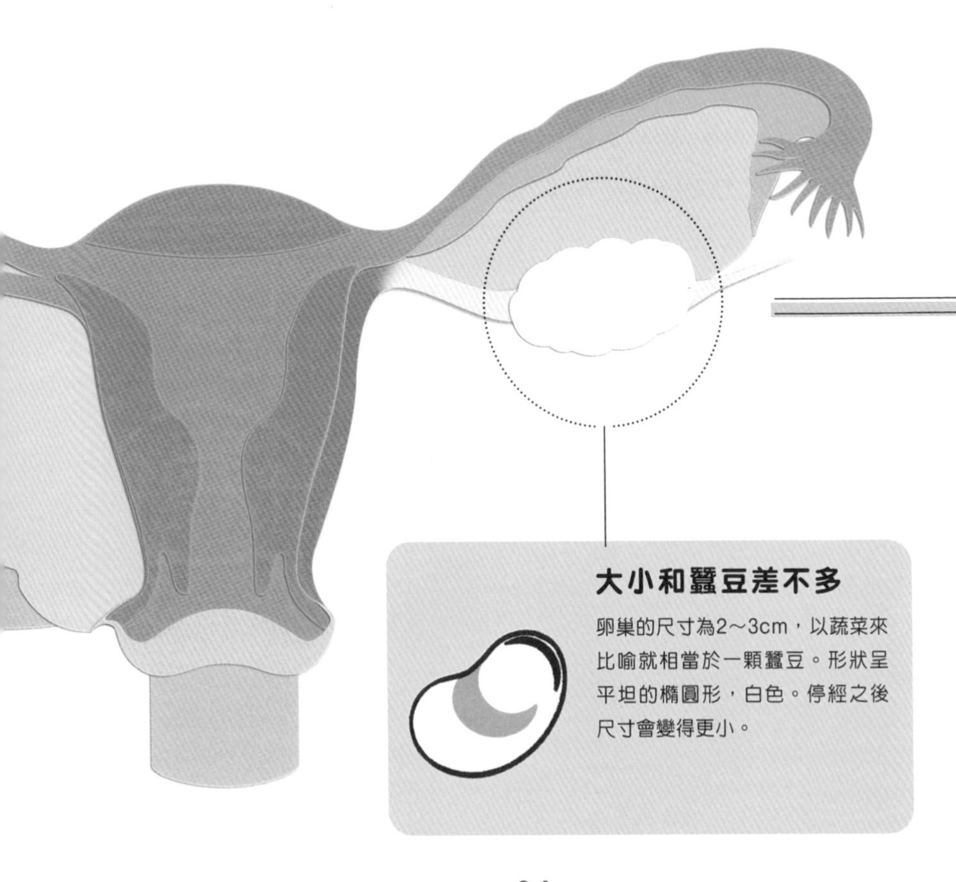

大小和蠶豆差不多

卵巢的尺寸為2～3cm，以蔬菜來比喻就相當於一顆蠶豆。形狀呈平坦的橢圓形，白色。停經之後尺寸會變得更小。

原始濾泡

袋狀的濾泡，將卵子寶寶也就是卵母細胞包覆起來。在活躍時刻來臨之前，會一直在卵巢中沉睡。胎兒時期共有700萬個，但是出生後會隨著年齡增長而愈來愈少。

成熟濾泡（格拉夫氏濾泡）

在腦下垂體荷爾蒙FSH、LH等的作用之下，會出現唯一一個主濾泡並發育成2cm大，而這個主濾泡稱為格拉夫氏濾泡（Graafian follicle）。另一方面，沒有排出的濾泡則會全部變成閉鎖濾泡，逐漸消失。

初級濾泡～空腔前濾泡～空腔期濾泡

收到大腦指令而覺醒的原始濾泡會開始發育。20多歲時，每月都會有約1000個原始濾泡覺醒，成為初級濾泡。接著，初級濾泡會自行花費120天變成空腔前濾泡，之後會接收來自大腦的荷爾蒙指令，繼續發育成空腔期濾泡。

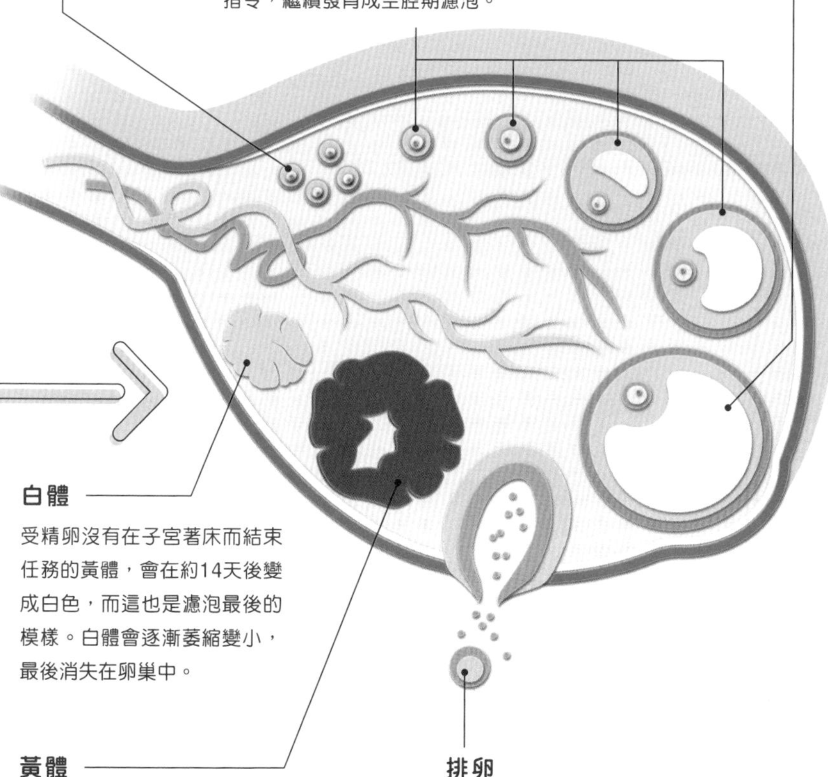

白體

受精卵沒有在子宮著床而結束任務的黃體，會在約14天後變成白色，而這也是濾泡最後的模樣。白體會逐漸萎縮變小，最後消失在卵巢中。

黃體

濾泡變成血體之後，會為了卵子繼續進行懷孕的準備。血體會轉變成黃體，分泌出黃體素，讓子宮內膜變得鬆軟，以迎接受精卵著床。

排卵

意指在主濾泡中發育成熟的卵子衝破濾泡，來到卵巢外面。排卵時有可能會伴隨出血。濾泡則會被留在卵巢內，並因出血而瞬間變成紅色，成為血體。

卵巢是
女性的重要器官

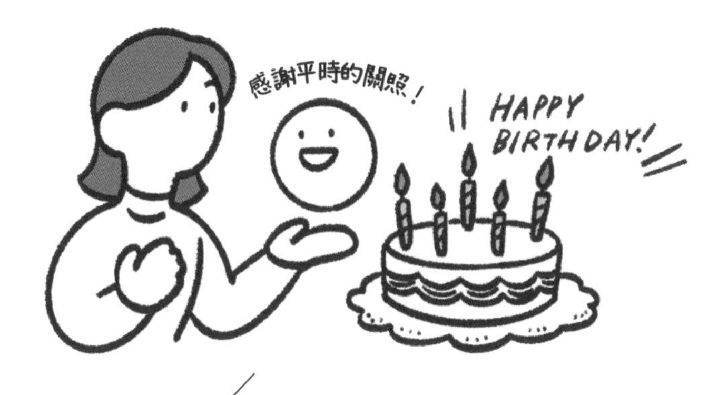

如果妳是35歲，那麼卵巢也是35歲

很久以前，人們總是一派稀鬆平常地說「女人用子宮思考」。這是大約40年前，人們還認為懷孕生子是女性義務的那個時代的事情。子宮雖然是「孩子的宮殿」，是用來養育寶寶的重要場所，不過如果從現代女性的健康觀點來看，子宮儘管也很重要，還是希望大家也能多多關注替我們製造美容健康荷爾蒙的「卵巢」。

卵巢就好比藏寶箱一般，裡面裝了好幾萬個卵子的庫存。卵巢每個月都會選出卵子，將其養育長大，然後排卵。**事實上，卵子的庫存是從出生前的胎兒時期就已經製造好了**，和每天都會製造出新品的精子截然不同。此外，卵子的庫存量還會逐年減少，等到50歲左右沒有庫存了，卵巢便會結束生命，同時停止分泌女性荷爾蒙。隨著懷孕生子的年限到來，卵巢可靠的支援也將畫上句點。

卵巢有兩大功能

1 製造卵子並排卵

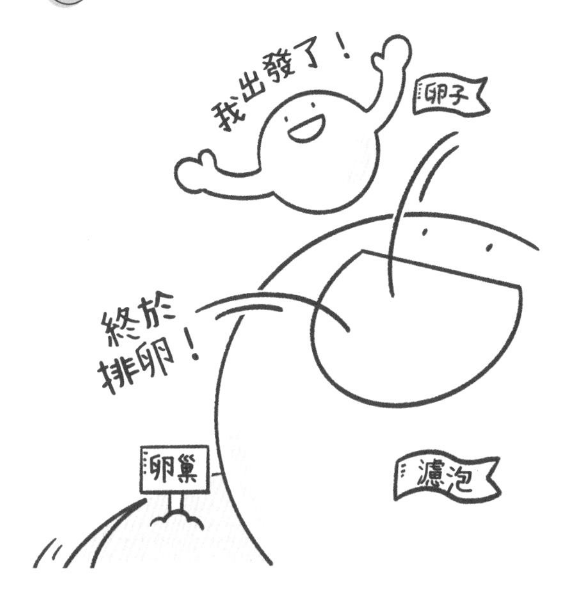

卵巢中儲存了幾萬～幾十萬個卵子的庫存，也就是原始濾泡。每個月都會左右輪流，從中選出一個濾泡將其培育長大，然後進行排卵。

2 分泌女性荷爾蒙

濾泡發育得這麼大了！
卵巢
FSH
主濾泡超過20mm！
主濾泡
大量釋出雌激素
雌激素

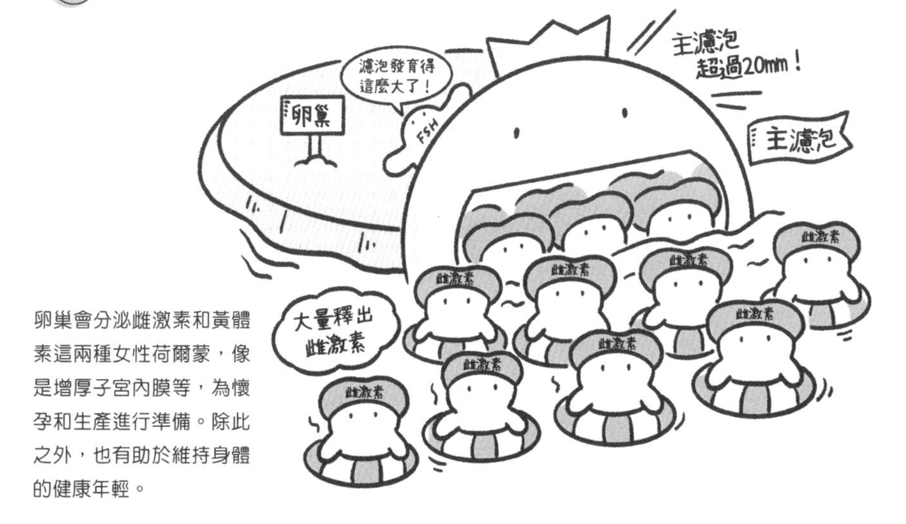

卵巢會分泌雌激素和黃體素這兩種女性荷爾蒙，像是增厚子宮內膜等，為懷孕和生產進行準備。除此之外，也有助於維持身體的健康年輕。

輸卵管繖部在每月排卵時展現的「神技」

只不過，偶爾也會抓取失敗！

在排卵到懷孕的過程中會出現好幾個奇蹟，而其中第一個奇蹟就是排卵。從卵巢被排出的卵子，會被大力地丟進好比外太空的腹腔內。這時，輸卵管必須馬上將這個漫無目的漂流的卵子抓住才行。

於是，輸卵管繖部出馬的時候到了！輸卵管繖部位於輸卵管的前端，外觀長得像是有很多條海葵觸手一樣。**它會在排卵之後立刻撫摸卵巢的表面，使出在千鈞一髮之際抓住卵子的神技**。之後，精子會找到卵子、成為受精卵，接著回到子宮著床……懷孕成功的過程有如一連串的奇蹟。

然而，即便是擁有如此神技的輸卵管繖部，偶爾也會有失敗的時候。**沒有被輸卵管繖部抓住的卵子會在肚子裡四處漂流，最後自然而然地消失**。

假使輸卵管繖部因為某種原因而無法正常運作，每次抓取時就會出現障礙，這麼一來不要說是懷孕了，卵子甚至會無法抵達輸卵管。寶寶的誕生之所以要先歸功於輸卵管繖部的神技，原因便在於此。

不過話說回來，究竟卵巢和輸卵管為什麼會分開呢？我想應該很多人都有這樣的疑問。其實，排卵機制的真相至今在醫學界仍是未解之謎。人體真是太不可思議了。

輸卵管繖部的抓取神技的原理

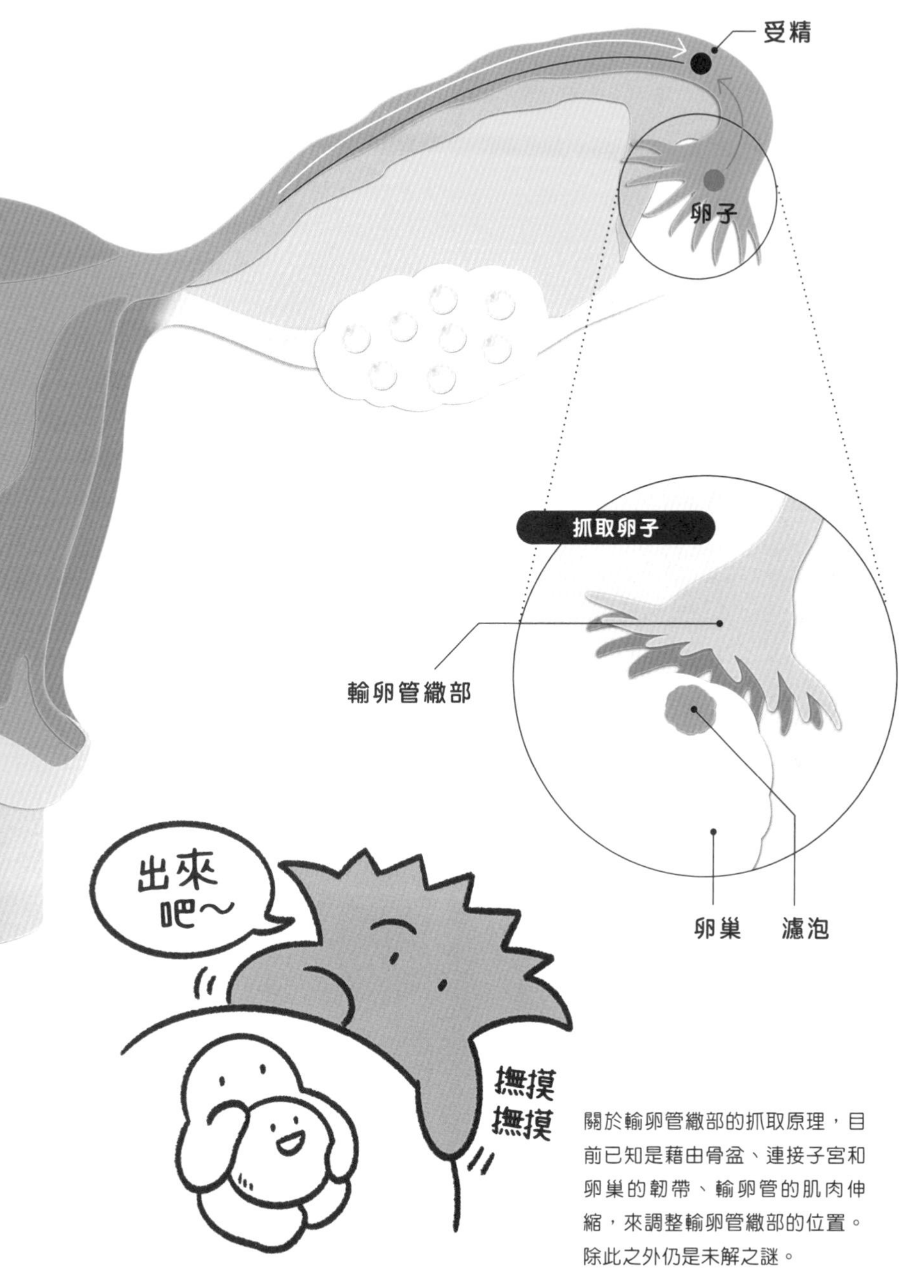

關於輸卵管繖部的抓取原理，目前已知是藉由骨盆、連接子宮和卵巢的韌帶、輸卵管的肌肉伸縮，來調整輸卵管繖部的位置。除此之外仍是未解之謎。

妳真的了解嗎？
兩種女性荷爾蒙

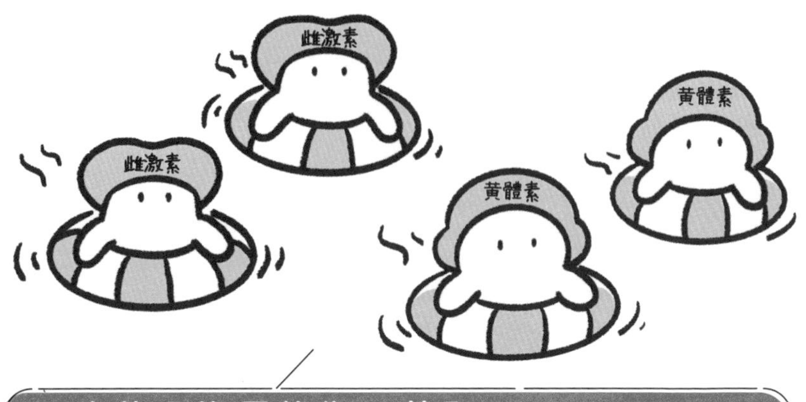

一生的分泌量約為一茶匙！

在人體內活躍的荷爾蒙超過100種。它們以信使（messenger）的身分在體內到處活動，進行各式各樣的調節。

每種荷爾蒙都和我們的身心狀況有很深的關聯。其中最廣為人知的荷爾蒙，有調節醣類的代謝、讓血糖值保持穩定的「胰島素」，以及在承受巨大壓力時讓身心處於戰鬥狀態的「腎上腺素」等等。應該很多人都曾經聽過這些名稱吧。

在那些荷爾蒙之中，女性荷爾蒙身為「性荷爾蒙」，能夠維持我們的健康、年輕和理解力！不僅如此，還會協助完成最大的任務也就是排卵、月經、懷孕，無疑是能力超強的信使。

但是，女性荷爾蒙的量卻極少。**假設體內的血液量相當於一座50公尺的泳池，那麼一生的分泌量就僅僅只有一茶匙**。女性荷爾蒙的力量真是太強大了。

女性荷爾蒙有兩種

女性荷爾蒙是採取團隊制度，由雌激素和黃體素這兩者分工合作。這兩種荷爾蒙分別具備了特殊技能，**有著「美麗的雌激素」、「母親的黃體素」的別稱**。雌激素主要是由卵巢的濾泡製造出來，有助於打造美麗肌膚、女性化身形，甚至是維持我們的年輕健康。

其次是懷孕不可或缺的黃體素。黃體素是由卵巢的黃體分泌出來，為了著床，每個月都會讓子宮內膜的床變得鬆軟，並且提高體溫！懷孕之後，還會為了準備哺乳而讓乳腺變得發達。事實上，黃體素還有調節雌激素作用的功能，擔任著避免雌激素失控的輔助角色。

我會維持女性的
美麗與健康！
請叫我美麗荷爾蒙。

我會讓子宮內膜變得鬆軟，
為懷孕做準備～

雌激素

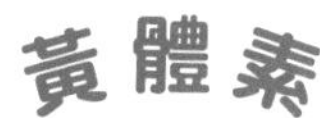

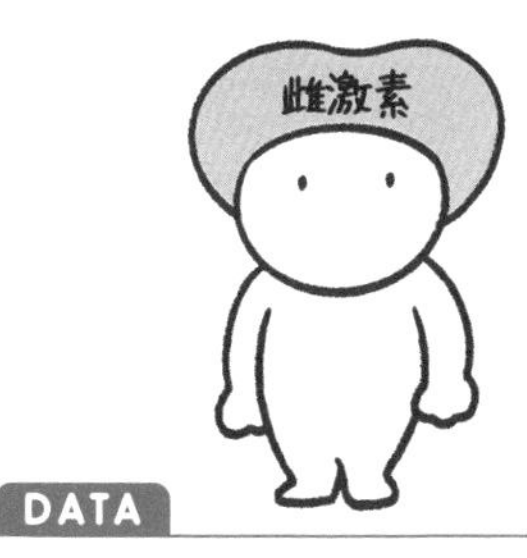

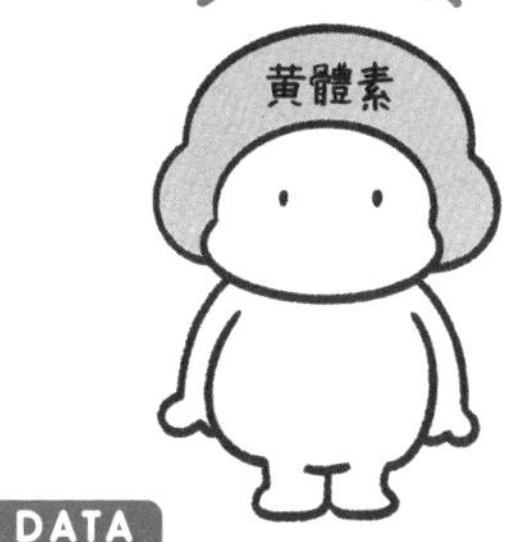

DATA

出身：卵巢內的濾泡
別名：美麗荷爾蒙
活動時期：經期結束後會緩緩增加，到了排卵前會大量分泌，迎來高峰。雖然排卵之後會銳減，不過在經期到來之前仍會持續分泌。

DATA

出身：卵巢內的黃體
別名：母親荷爾蒙
活動時期：排卵後分泌量會逐漸增加。排卵日起約7天後，分泌量會從高峰一下子銳減，在經期開始之前幾乎為零。

美麗與健康的關鍵 雌激素的光明與黑暗

其作用從卵巢遍及全身

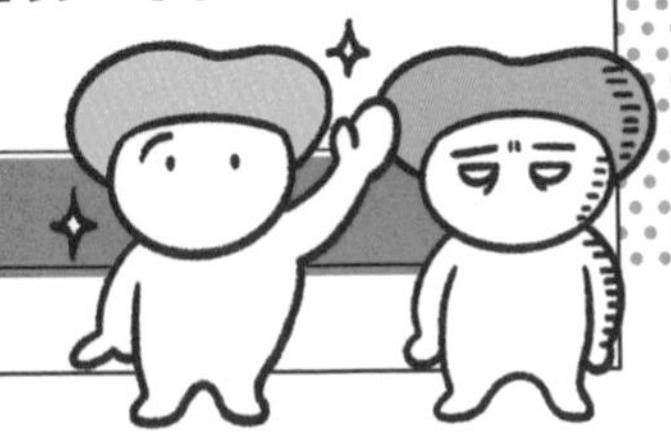

雌激素賦予女性美麗與健康，是被譽為「美麗的雌激素」、如同女神一般的存在。像是子宮、卵巢、皮膚、骨骼、血管、器官等，全身都有雌激素專用的受器，為我們的身體帶來好的影響力。

既然如此，那是不是雌激素愈多，就會愈美麗健康呢？答案絕對不是這樣的。**雌激素分泌過多，會引發月經困難症（經痛）、子宮內膜異位症等許多疾病。若是分泌不足，除了更年期障礙之外，罹患骨質疏鬆症、動脈硬化、糖尿病等的風險也會增加**。女神如果沒有以正確方式對待，一樣會變成危險的存在。

雌激素的受器不只有生殖器

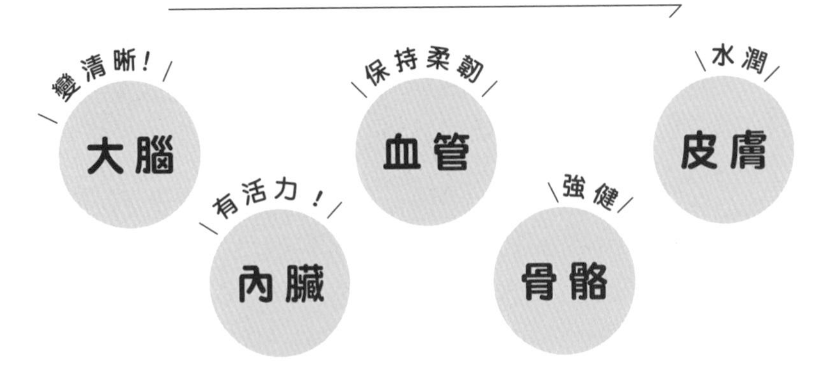

就好比鑰匙和鑰匙孔一樣，荷爾蒙會尋找自己專用的受器，刺激細胞、幫助發揮作用。雌激素專用的受器除了子宮和卵巢外，也散布在全身的器官中。雌激素能夠促進大腦運轉、調整骨骼的代謝平衡，並且滋潤皮膚，幫助內臟、血管保持年輕。

雌激素的兩面性

好的效果

- 打造女性化身形
- 幫助產生膠原蛋白，打造美麗肌膚
- 讓頭髮充滿光澤
- 強健骨骼
- 幫助大腦發揮記憶、認知功能
- 讓大腦變清晰，提升專注力
- 穩定精神
- 調節自律神經
- 讓血管保持柔韌有彈性
- 提高代謝，減少內臟脂肪
- 調整膽固醇的平衡
- 培育濾泡
- 增厚子宮內膜

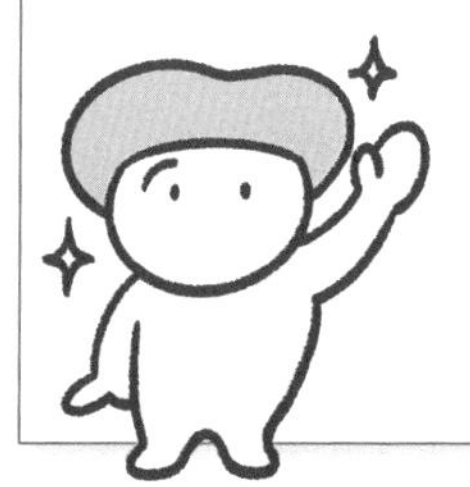

不好的效果

- 經痛
- 心情煩躁
- 急劇減少時會感到憂鬱，精神變得不穩定
- 月經困難症（經痛）
- 導致子宮內膜異位症或子宮肌瘤惡化
- 有罹患子宮內膜癌、卵巢癌、乳癌的風險

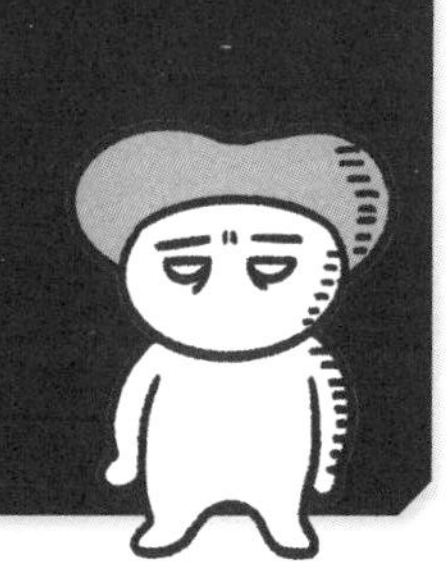

不要把它當成壞人！懷孕不可或缺的黃體素

還有預防癌症的效果

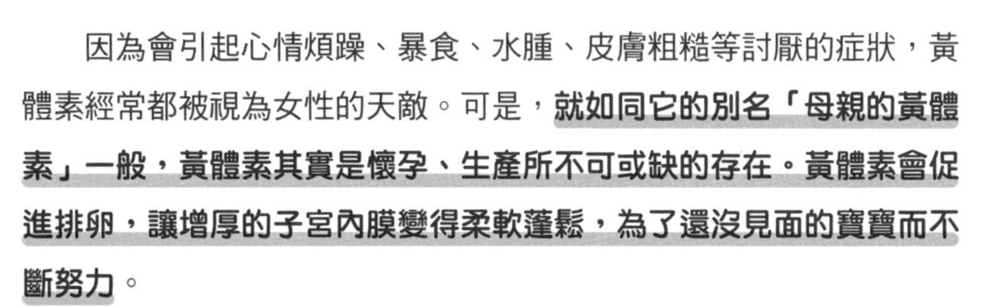

因為會引起心情煩躁、暴食、水腫、皮膚粗糙等討厭的症狀，黃體素經常都被視為女性的天敵。可是，**就如同它的別名「母親的黃體素」一般，黃體素其實是懷孕、生產所不可或缺的存在。黃體素會促進排卵，讓增厚的子宮內膜變得柔軟蓬鬆，為了還沒見面的寶寶而不斷努力**。

不僅如此，黃體素還擔任著防止雌激素失控的輔助角色，有著保護子宮內膜、預防子宮癌等超棒的健康功用。只要改善每天的生活習慣、讓荷爾蒙保持平衡，黃體素一定能成為妳我的好夥伴！

「高溫期」是黃體素的作用

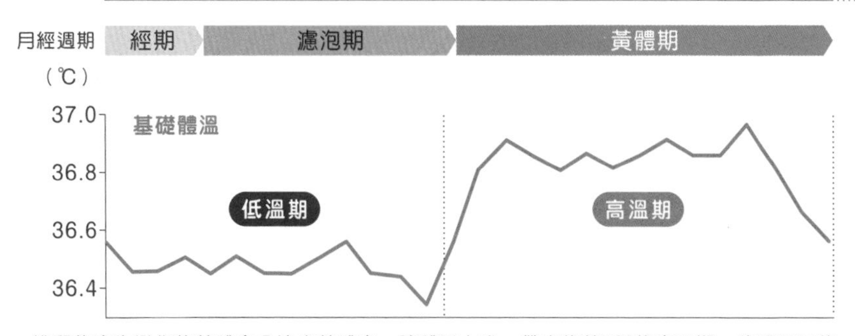

排卵後產生變化的黃體會分泌出黃體素，讓體溫上升，帶來約莫2周的高溫期。將體溫記錄成圖表，如果不是處於高溫期，那麼就有可能沒有在排卵!?

經期前的
水腫、暴食、皮膚粗糙、
便祕、乳房脹痛，
都是黃體素引起的症狀！

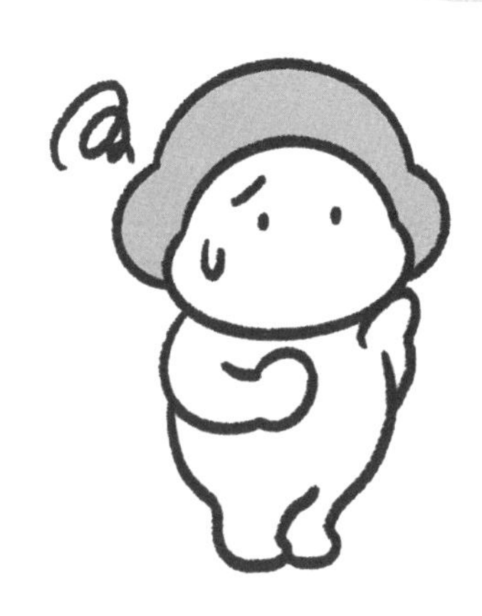

\ 不是壞人！ /

黃體素的功用

- 保護子宮內膜
- 讓增厚的子宮內膜保持柔軟，容易懷孕
- 囤積水分和營養，維持懷孕後的身體
- 預防子宮內膜癌
- 增加雌激素受器的敏感度
- 間接調整雌激素
- 促進乳腺發育
- 提高基礎體溫
- 產生食慾
- 幫助血糖值保持正常

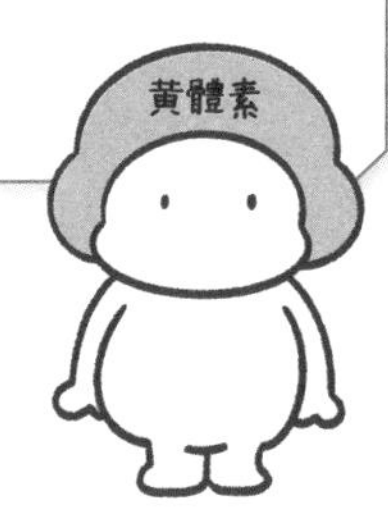

女性荷爾蒙是經由大腦和卵巢的傳接球遊戲分泌出來

精神壓力會對荷爾蒙的分泌帶來不良影響

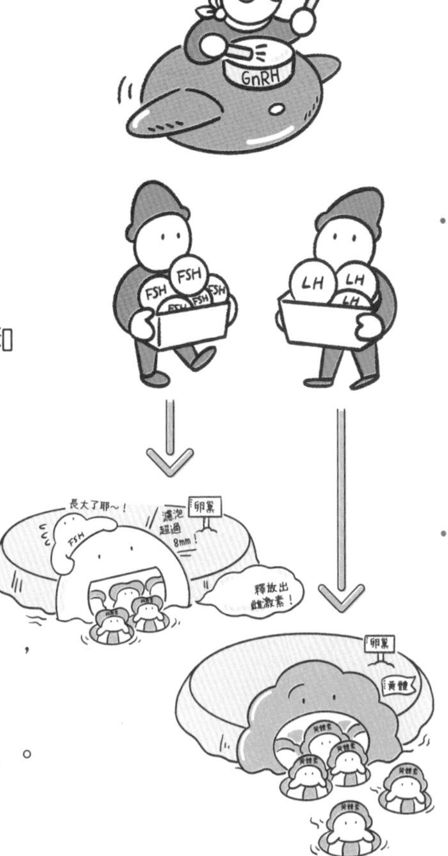

1. 從大腦的〈下視丘〉
分泌出
「GnRH（促性腺素釋素）」。

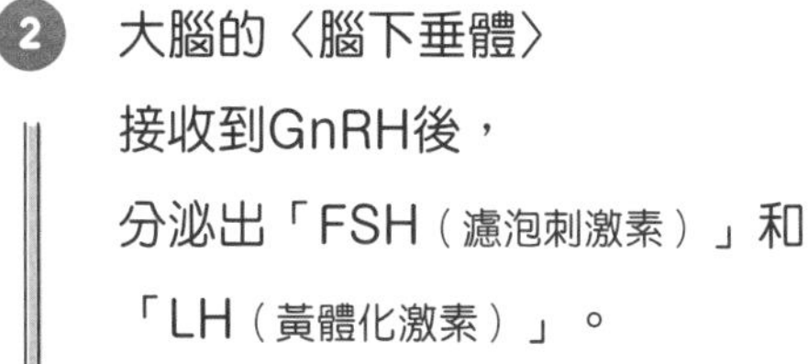

2. 大腦的〈腦下垂體〉
接收到GnRH後，
分泌出「FSH（濾泡刺激素）」和
「LH（黃體化激素）」。

3. 〈卵巢〉
收到FSH（濾泡刺激素）後
會分泌「雌激素（濾泡荷爾蒙）」，
收到LH（黃體化激素）後
會分泌「黃體素（黃體荷爾蒙）」。

卵巢會在必要時，仔細地對必要的場所分泌兩種女性荷爾蒙。但是，卵巢並非獨自一人完成這項複雜的任務。卵巢會一邊和身為司令部的大腦下視丘、腦下垂體密切聯繫，一邊以實戰部隊的身分分泌荷爾蒙，讓子宮為了懷孕做好準備、調節全身。

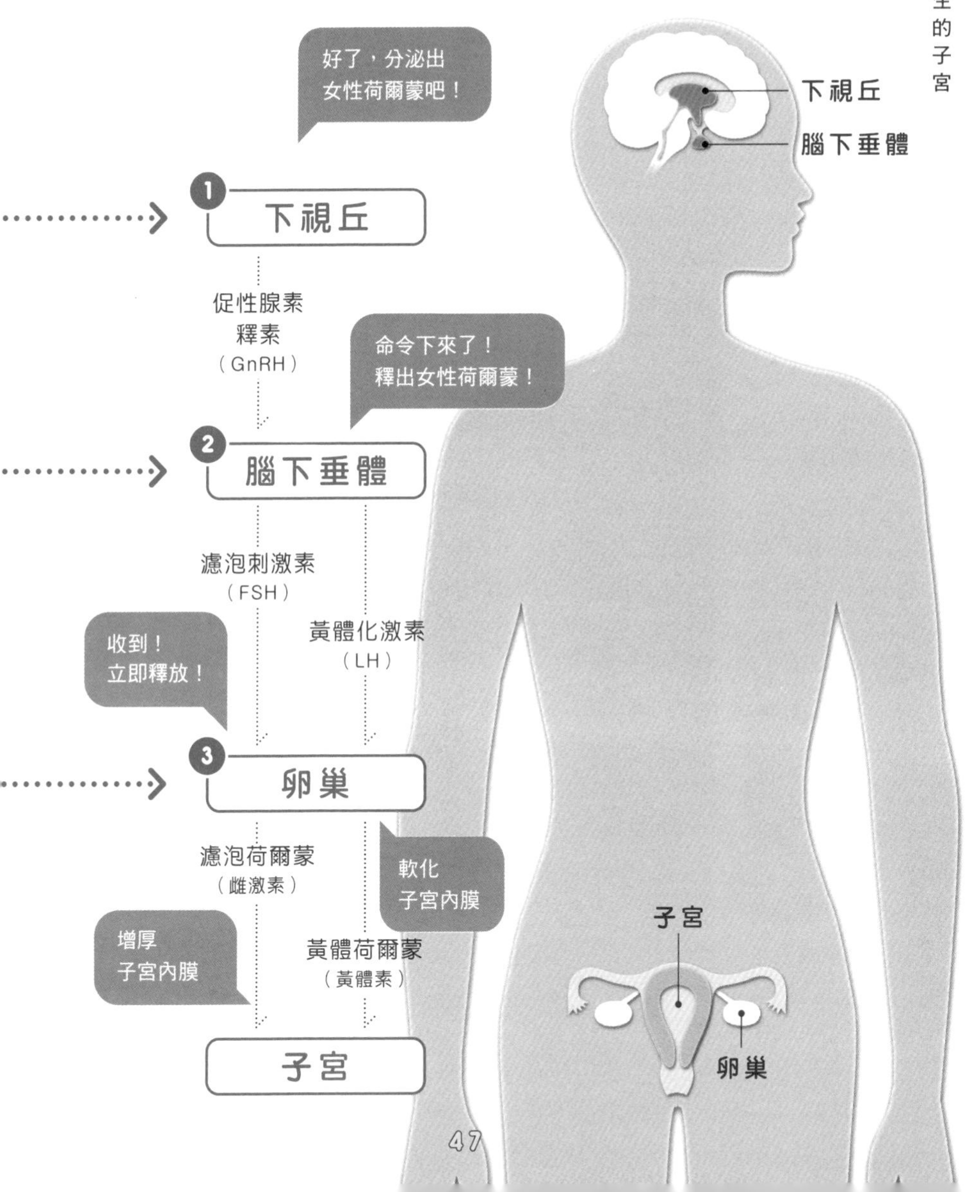

女性荷爾蒙有一生的波動和每月的波動

女性荷爾蒙的分泌量

初經

性成熟期

身為女性，在肉體上已達到成熟，女性荷爾蒙的分泌量和月經週期也趨於穩定。只不過，這也是開始出現女性特有疾病的時期。到了成熟期後半，卵巢功能會逐漸衰退。

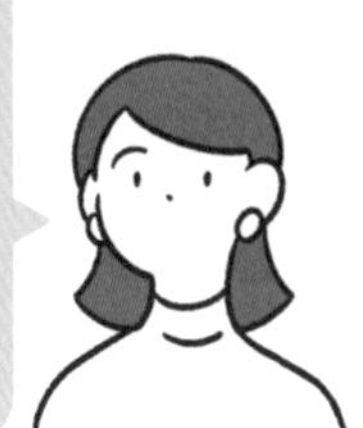

幼兒～兒童時期

腦下垂體雖然會對卵巢分泌LH和FSH，但是卵巢尚未開始活動。這時的子宮也尚未成熟，幾乎沒有任何變化，不過卵子在這段期間仍會持續減少。

出生前（胎兒）

子宮和卵巢是在胎兒時期便已形成，男性的陰囊和陰莖也是如此，而這稱為第一性徵。卵子的數量以懷孕五個月左右的500～700萬個為高峰，出生時則會減為約200萬個。

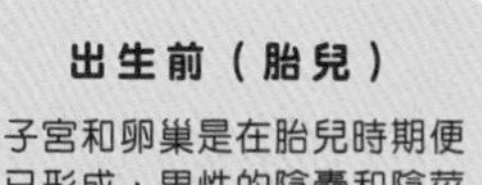

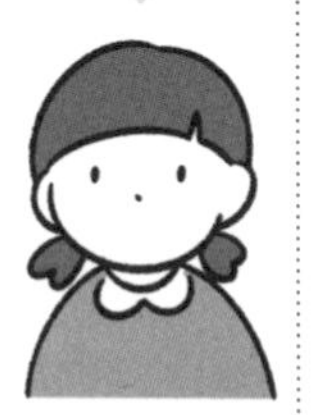

青春期

大腦分泌出GnRH，女性荷爾蒙在不穩定中逐漸增加。出現稱為第二性徵的變化，胸部會隆起、長出陰毛，並且迎來第一次經期（初經）。

有每月的波動！

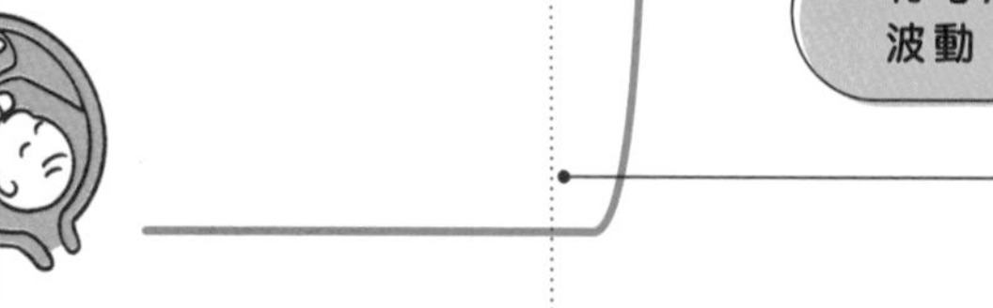

我們平日的生活便一直受到女性荷爾蒙的複雜波動而起伏擺盪。除了有從女性荷爾蒙開始分泌的青春期，到開始持續減少的更年期這道「一生的大波動」，還有每月經期和排卵所引起的「每月的小波動」。想要和經期好好相處，俯瞰並了解這樣的波動非常重要。

一生的波動

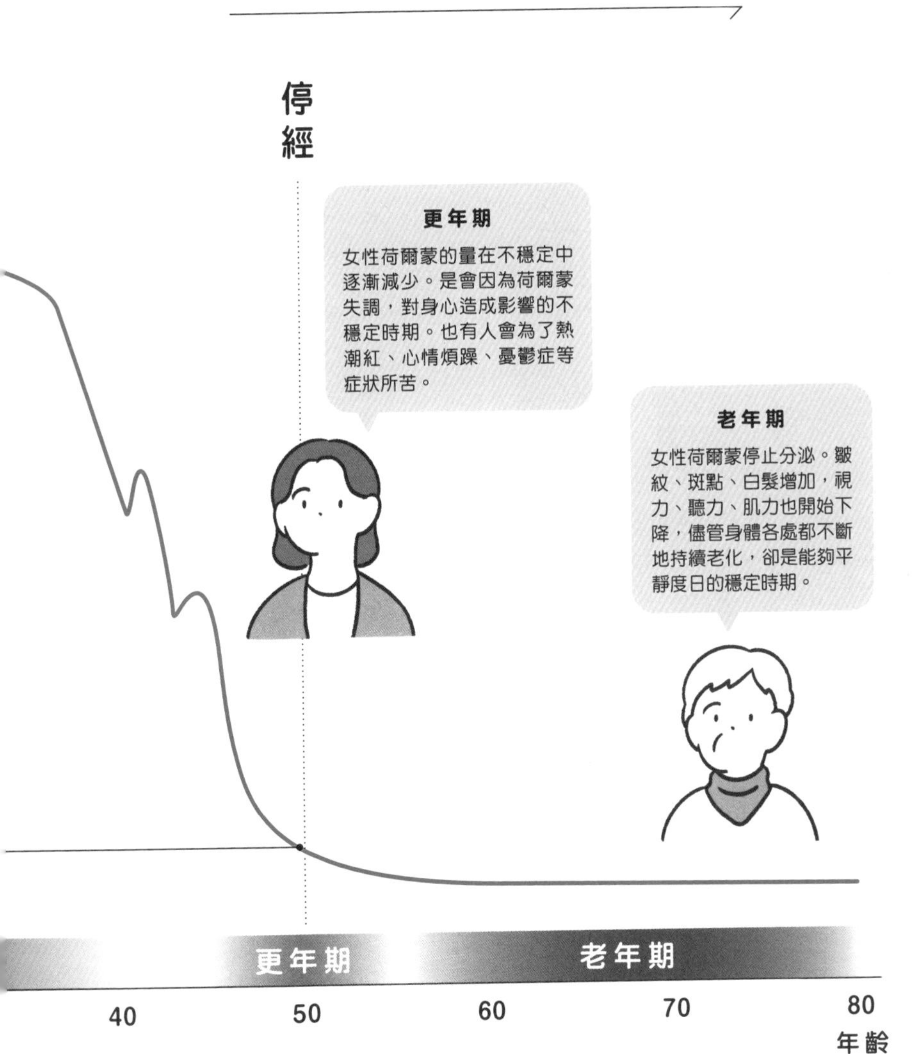

現代女性的女性荷爾蒙的「每月波動」，從初經到停經會持續約40年

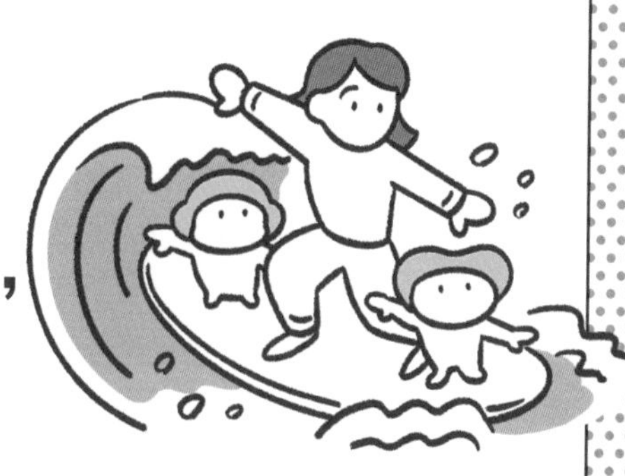

人類史上最大的危機（？）

每月都會造訪的經期。在背後負責指揮的是大腦和卵巢。卵巢每個月都會和身為司令部的大腦合作，分泌出雌激素和黃體素，引起「每月的波動」。女性之所以會有月經和排卵，都是拜這個每月的波動所賜。不過，這個波動並不會永遠持續下去。

卵巢是從青春期開始慢慢地分泌女性荷爾蒙，在12歲左右迎來初經。之後，女性荷爾蒙的分泌量會增加，到了20多歲時會為了懷孕、生產而達到分泌的高峰。這段性成熟期持續20年之後，每月的波動會在10年內逐漸減少，等到卵巢結束壽命了，便會在50歲時停經。這個「一生的波動」是基於懷孕、生產的生物程序，在出生時就已經決定好了。

一生會經歷的每月波動也就是月經的次數，以前的女性是50～100次，現代女性則是450次，為過去的4.5～9倍之多！研究認為，是因為經歷人類史上最多次的月經，結果導致子宮內膜異位症、乳癌等現代疾病的產生。

每月的波動是為了懷孕而產生

月經來潮時

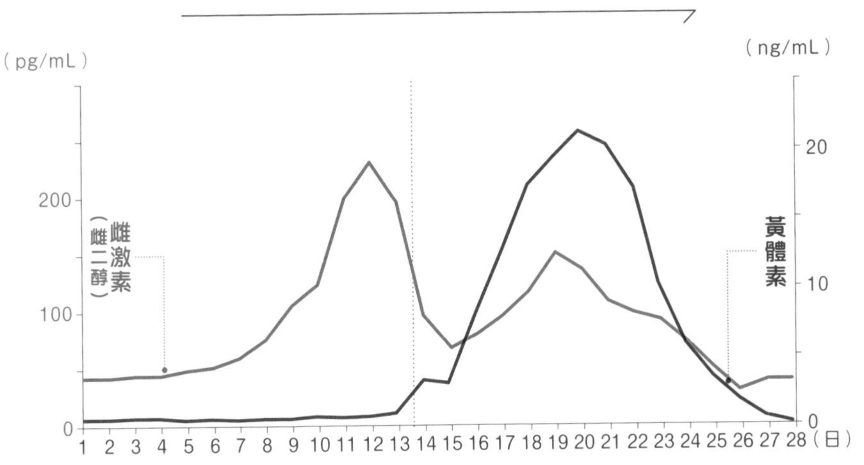

經期開始的同時，身體會為了排卵，先讓雌激素掀起大波動。排卵時雌激素會迎來高峰，排卵後為了讓子宮做好懷孕的準備，會換成黃體素掀起巨大波動。之後這道波動也會緩和下來，等到兩道荷爾蒙的波動都趨於平穩了，月經便會到來。

確定懷孕之後

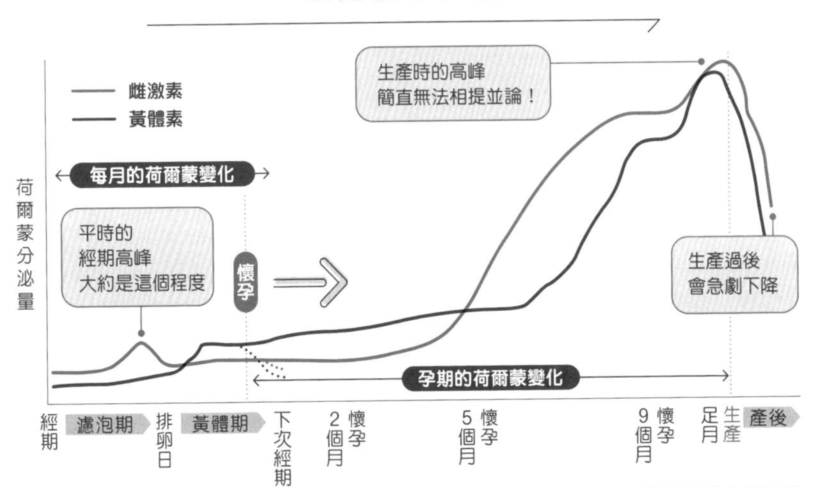

雌激素的波動掀起後排卵，倘若受精卵在黃體素布置好的子宮內著床，兩道波動就會逐漸變成前所未見的巨大波動，在生產之前持續地增加分泌量。生產時，達到高峰的兩道波動會急劇下降，產後的分泌量則幾乎歸零。

子宮與卵巢的一生

胎兒時期

- 懷孕12周時會形成子宮和卵巢的原型
- 16～20周時會形成500～700萬個原始濾泡

懷孕5個月的卵子數量
為500～700萬個

出生時
約為200萬個

好期待見到
外面的世界！

幼兒～兒童時期

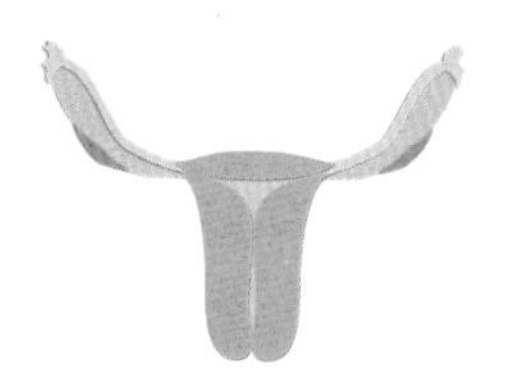

幼兒子宮的子宮體尚未成熟，只占了1/3，子宮頸則占整體大小的2/3。由於卵巢還沒有分泌荷爾蒙，因此幾乎沒有變化，也沒有在運作。

- 讓卵巢運作起來的荷爾蒙：LH、FSH被分泌到血液中
- 卵巢尚未開始運作
- 大腦和卵巢還沒有開始玩傳接球
- 子宮尚未成熟，幾乎沒有變化

6歲的卵子數量
約100萬個

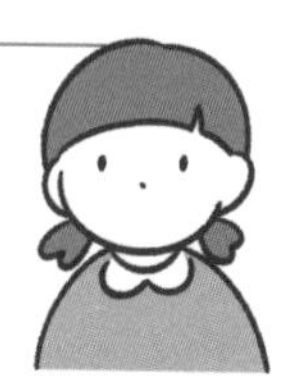

子宮和卵巢從誕生到青春期的變化

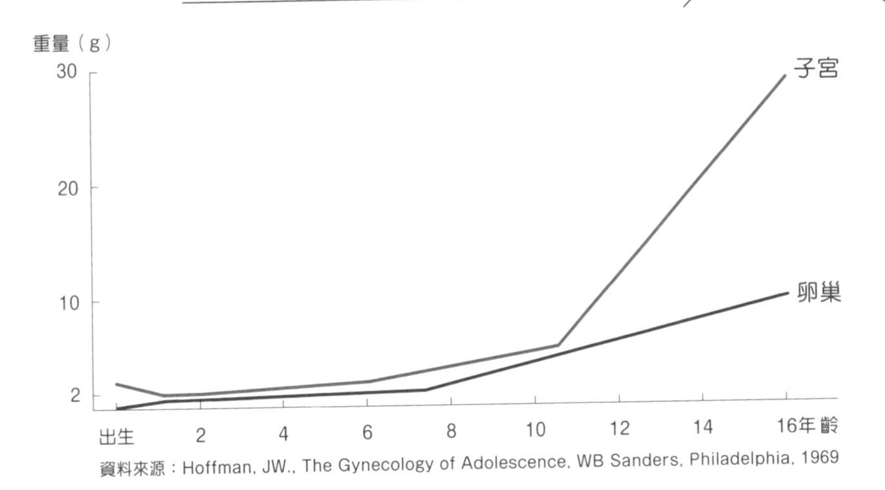

資料來源：Hoffman, JW., The Gynecology of Adolescence, WB Sanders, Philadelphia, 1969

青春期【8～18歲】

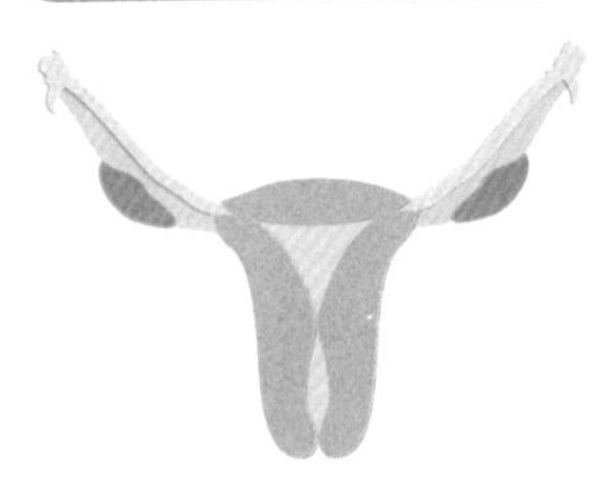

邁入青春期之後，子宮體會開始成長，發育得和子宮頸差不多大。等到卵巢分泌出荷爾蒙，子宮內膜會慢慢地形成，並且產生月經。

12歲左右的卵子數量為20～30萬個

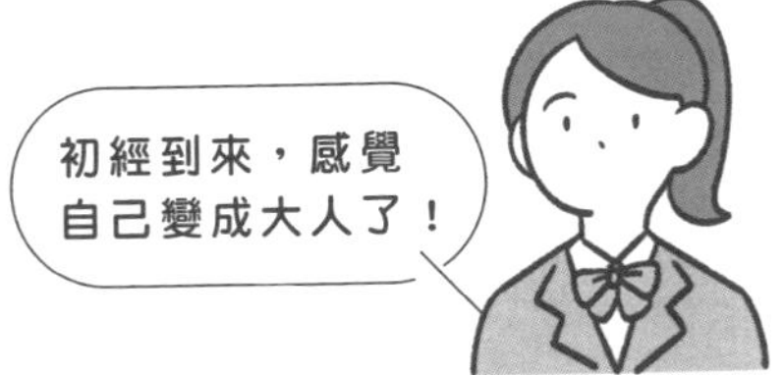

- 沉睡的卵母細胞覺醒，重新開始活動
- 卵巢開始分泌雌激素
- 腦下垂體和卵巢開始玩傳接球
- 10～14歲左右迎來初經
- 子宮和卵巢會在11歲左右開始發育
- 荷爾蒙的作用不穩定
- 身形逐漸變得女性化
- 也會開始排卵，但還不太穩定

性成熟前期【18～34歲左右】

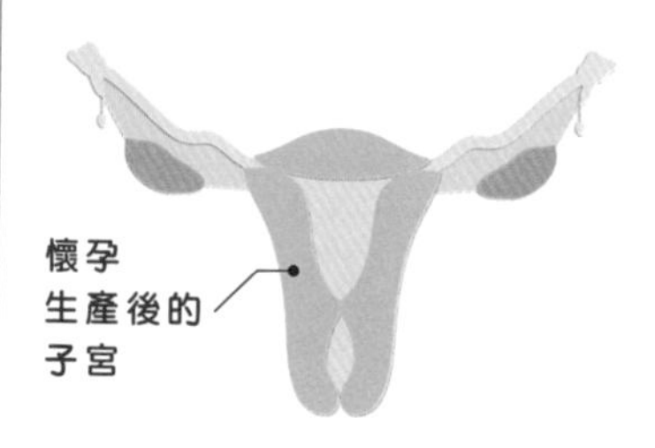

邁入性成熟期之後，子宮和卵巢的大小會來到最大，且每月都會更換子宮內膜，迎來月經。上圖是懷孕生產後的子宮，可以看得出來子宮體變得比子宮頸還要大。

- 卵巢的功能提升
- 雌激素、黃體素的分泌變活潑
- 卵巢和大腦的傳接球遊戲趨於穩定
- 子宮和卵巢發育完成
- 每個月都會有月經、排卵
- 迎來最適合懷孕、生產的時期

每個月都有生理期，真麻煩！

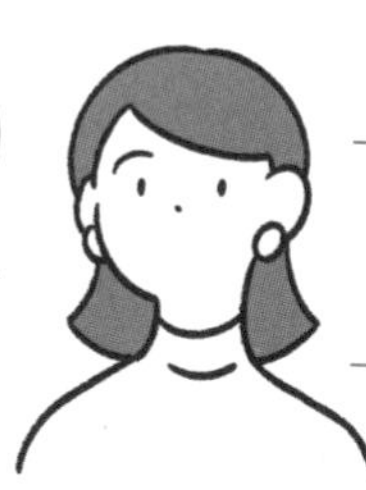

20歲左右的卵子數量約10萬個

性成熟後期【35～44歲左右】

- 卵巢的功能開始不太穩定
- 卵巢和大腦的傳接球遊戲偶爾會變得不穩定
- 有時會出現無排卵性月經
- 偶爾會出現更年期前期（P95）的症狀

40歲左右的卵子數量為1～3萬個

高齡懷孕真令人擔心……

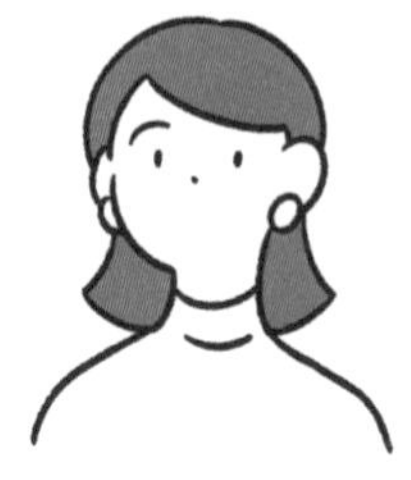

子宮的成長與老化過程

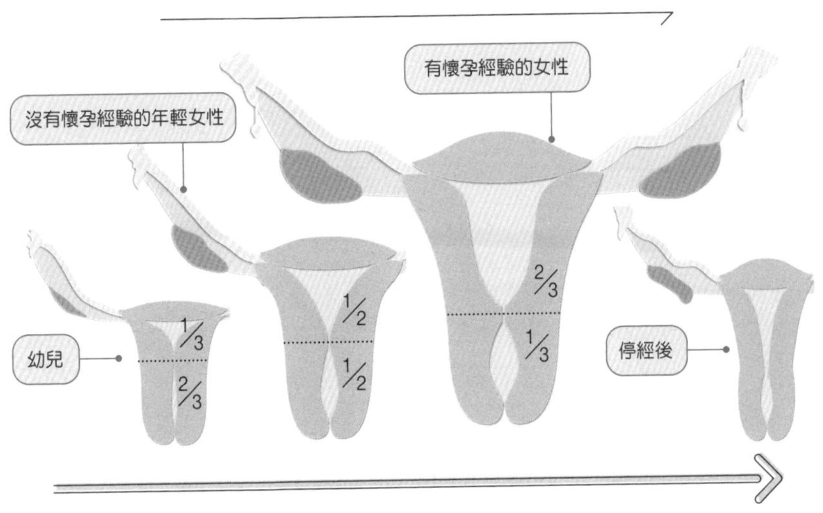

資料來源：藤井信吾、戶田文香（2007）子宮肌瘤 改訂新版（專科醫師來解答） 保健同人社

幼兒時期的子宮體尚未成熟，只占了1/3，子宮頸則占整體大小的2/3，不過隨著年齡增長，子宮體的尺寸會逐漸變大。懷孕後，子宮體的大小占整體的2/3。之後當月經停止、女性荷爾蒙不再分泌，整體的尺寸也會縮小。

卵子以每月1000個的速度減少

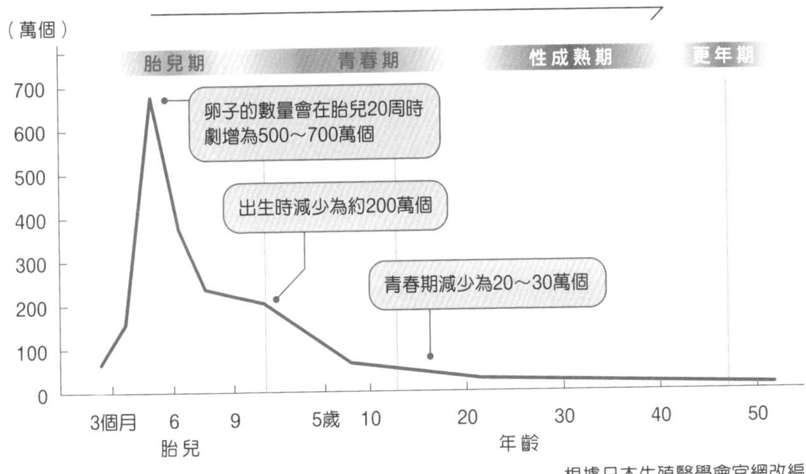

根據日本生殖醫學會官網改編

卵子數量最多的是在胎兒時期，共有500～700萬個。出生時會減少為約200萬個，月經初次來潮的初經時為20～30萬個，到了40歲則減少為1～3萬個。之後，卵子數量會持續急劇減少，50～55歲時只剩下1000個左右，並且會變成不排卵的閉鎖濾泡，迎來停經。

更年期【45～55歲左右】

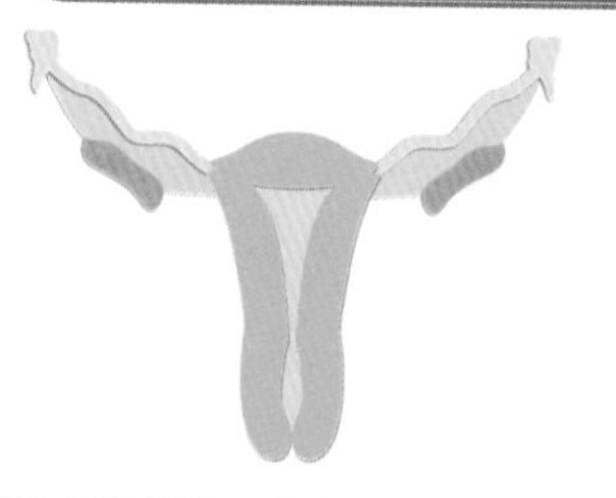

邁入更年期後，剩餘的卵子數量會變得很少，子宮和卵巢也會逐漸縮小。子宮的肌肉和子宮內膜也會漸漸變薄，月經量也會減少。

50歲左右的卵子數量約1000個

經血變少了，皮膚也感覺變得比較粗糙

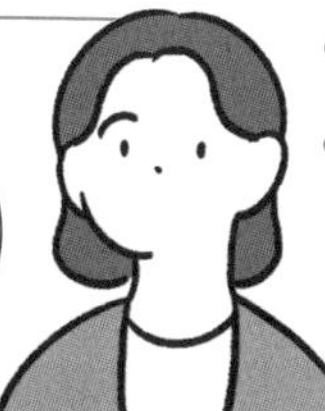

- 卵子數量持續減少，卵巢功能開始減弱
- 雌激素、黃體素的分泌量開始下降
- 卵巢變得無法和大腦順暢地玩傳接球
- 大腦會一再地催促卵巢分泌荷爾蒙，導致分泌失調
- 卵巢會逐漸縮小
- 月經週期變得不規律
- 出現更年期症狀
- 在50歲左右停經
- 也有人會在停經時還保有近1000個原始濾泡

老年期

- 卵巢停止分泌荷爾蒙
- 子宮和卵巢縮小
- 隨著女性荷爾蒙停止分泌，開始出現各種症狀
- 變得容易罹患骨質疏鬆症、高血壓等疾病

60歲的卵子數量為0個

停經之後感覺神清氣爽！

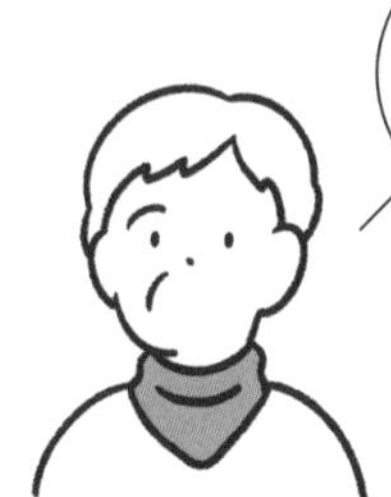

卵巢的重大經年變化

自出生起便持續不斷地成長

從出生到青春期為止，卵巢會以和整個身體相同的成長速度不斷長大。

年過30後會大幅縮小

年過30、邁入性成熟期的後半之後，卵巢的尺寸會逐年縮小。正好和懷孕、生產的難易程度重疊。

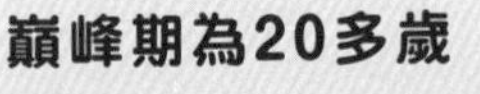

巔峰期為20多歲

卵巢最大的時候，是剛迎來性成熟期的這個時期，之後就會慢慢地縮小。

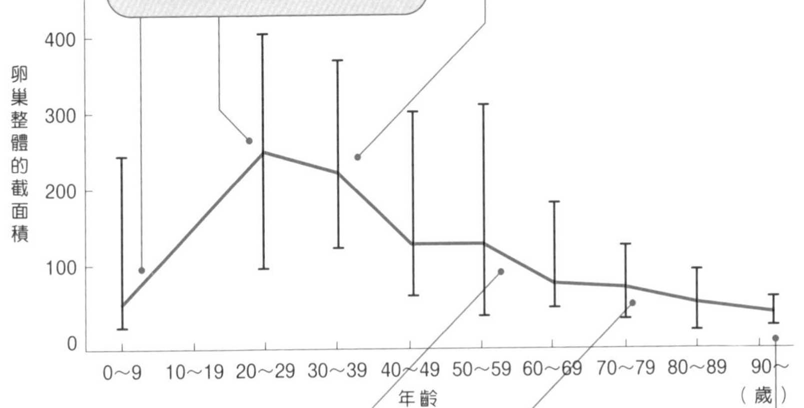

停經後會急速縮小

更年期時，卵巢的大小不太會產生變化，但等到停經後不再分泌女性荷爾蒙，尺寸又會再次縮小。

之後會緩慢地縮小

卵巢卸下任務後會隨著年齡增長，像是配合整個身體的老化一般緩慢地縮小。

變成和胎兒時期一樣！

到了90歲、壽命將盡之時，卵巢會萎縮，變成幾乎和胎兒時期相同的質量。

資料來源：山田律子、羽野寬（2007）關於卵巢老化的形態學研究 東京慈惠會醫科大學病理學講座 慈惠醫大誌2008；123：99-112，僅摘錄卵巢整體的截面積圖表

\ 希望男性也仔細一讀 /

「女人用子宮思考」是真的嗎？

以前的人經常會說「男人用腦袋思考，女人用子宮思考」。這句話讓人感覺帶著偏見，聽起來對女性不太友善，對吧？實際上，這是以男性視角為出發點的一種比喻，完全沒有事實根據，女性理所當然也是用腦袋在思考。

女性確實會因為承受喪失寵物、伴侶死去等龐大壓力而導致經期停止，或是因為經期前情緒不穩定，而被人視為「歇斯底里」。或許就是因為這樣，在男性看來，才會認為子宮和情感之間有著直接的連結吧，但其實這些行為表現並非出於子宮，而是受到女性荷爾蒙的影響。

龐大的壓力會使得大腦和卵巢之間的合作失衡，生理週期紊亂。此外，每個月都來報到的排卵和經期會讓女性荷爾蒙掀起大波動，而大波動的起伏會導致精神變得不穩定。如果真要比喻，那麼即便退一百步來說女性也不是用「子宮」思考，而是分泌女性荷爾蒙的「卵巢」才對。卵巢的壽命頂多只有50年。在這50年間，女性從迎來初經、經歷懷孕生產，最後到停經為止，都必須在卵巢所分泌的女性荷爾蒙的波動影響下，走過人生每一個階段。

子宮是用來養育孩子，男性所無法擁有的重要器官。懷孕的女性為了養育生出寶寶而獻出自己的身體，提供子宮這個場所。但願世上的男性也都能理解女性身體的珍貴、難處和辛苦，並且給予我們體諒與支持。

Chapter

2

妳該知道的 每月 「經期」知識

從初經到停經，月經每個月
都會以幾乎固定的週期造訪。
重新認識經期的功能之後，
妳將發現女性生殖器的驚人力量！
此外，也可從經期煩惱中發覺意想不到的疾病。
就讓我們一起看下去吧。

每月的經期是「為何而存在」？

首先，就讓我們重新了解一遍每個月都會造訪的經期吧。只要正確理解女性身體所具備的驚人功能，月經應該就會從只會讓人難受的麻煩東西，變成令人佩服的存在。妳也會因此變得能夠和經期好好相處，甚至容易察覺身體需要何種幫助。身為女性，這是聰明生活所不可或缺的知識。

準備給寶寶的床

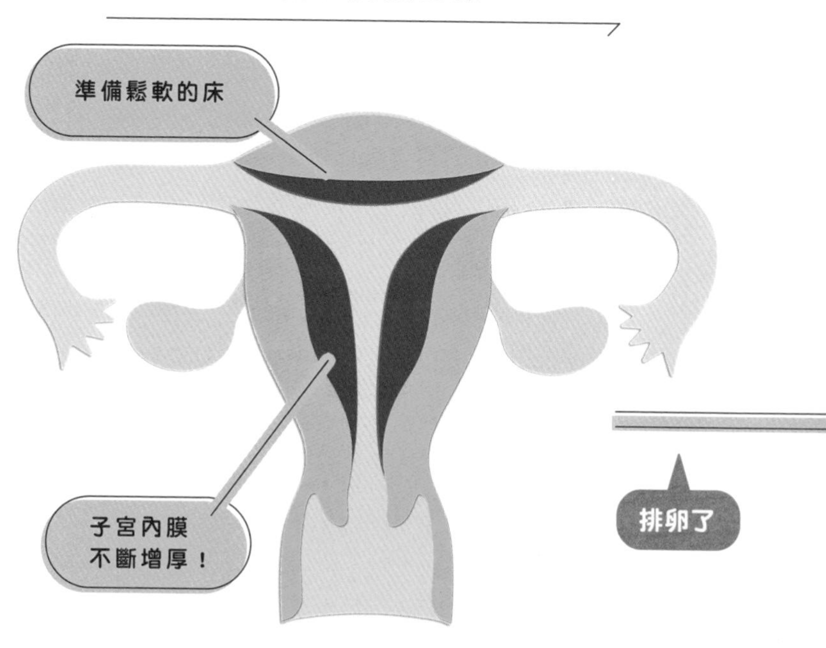

子宮為了在最佳狀態下迎接受精卵，每個月都會讓子宮內膜變得柔軟厚實，呈現鬆軟的狀態。子宮內膜中有許多延伸自子宮的血管，著床的受精卵會透過內膜的血管從母體獲得營養，不斷成長。

來複習一下經期吧

- 每個月為了迎接受精卵，**會增厚子宮內膜，使其變得鬆軟**
- 假使沒有懷孕，**不需要的老舊內膜會剝落，和血液一起被排出體外**
- 子宮內膜之所以每個月都更新，是為了**維持「最佳狀態」**
- 能夠藉著維持新鮮的內膜，**篩選出異常的受精卵**

將不需要的床排出體外

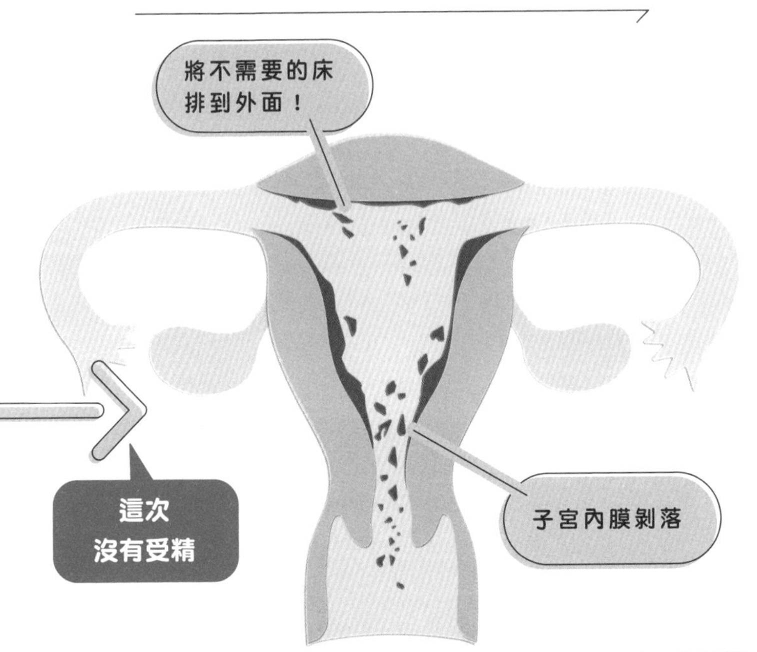

如果受精卵沒有來子宮，子宮內膜就會每個月剝落並被排出體外。子宮內膜據說能夠發揮生物感測器的功能，對受精卵進行嚴密的監視。為此，子宮會利用月經替換成新鮮的內膜，讓感測器保持靈敏。

月經週期的28天內，體內變化令人目不暇給！

週期 / **子宮內膜**

第1～約第5天 **經期** 剝落

↓

約第6～13天 **濾泡期** 增厚

受到來自大腦的FSH（濾泡刺激素）等的刺激而發育的濾泡，會分泌出雌激素。為了排卵，分泌量會不斷增加。分泌出來的雌激素會令子宮內膜增生變厚。

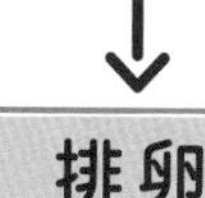

約第14天 **排卵**

雌激素增加後，腦下垂體會引發LH高峰，將大量LH（黃體化激素）送至卵巢。在此影響之下，約36小時後就會排卵，卵子會衝進腹腔內。

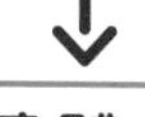

約第15～28天 **黃體期** 變鬆軟

排卵後，成為空殼的濾泡會萎縮變成黃體，並且分泌黃體素，讓子宮內膜變得更加厚實鬆軟。這時體溫也會升高，進入高溫期。

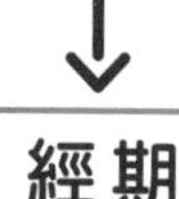

第1天～ **經期** 剝落

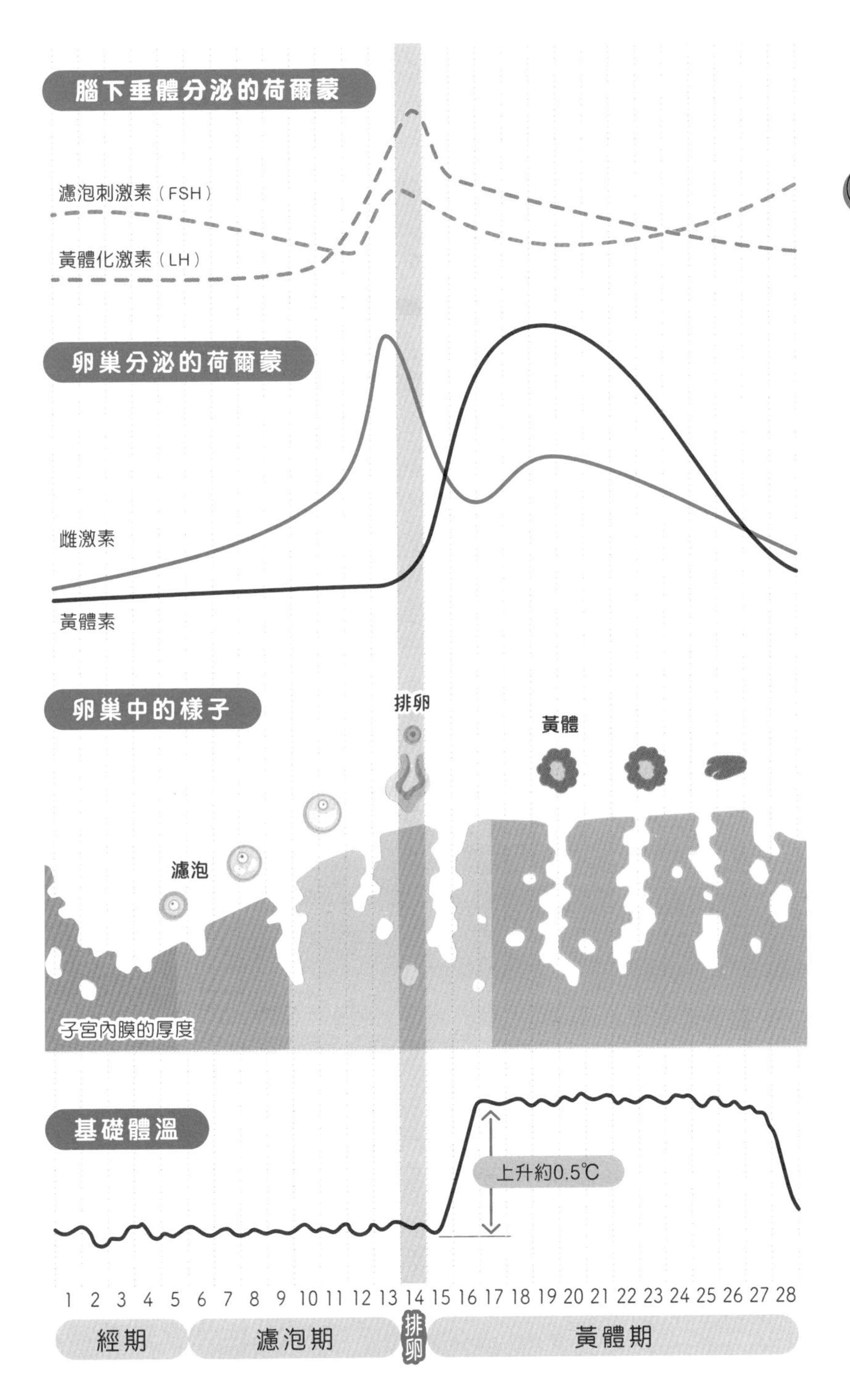
腦下垂體分泌的荷爾蒙
濾泡刺激素（FSH）
黃體化激素（LH）
卵巢分泌的荷爾蒙
雌激素
黃體素
卵巢中的樣子
排卵
黃體
濾泡
子宮內膜的厚度
基礎體溫
上升約0.5℃
1 2 3 4 5 6 7 8 9 10 11 12 13 14 15 16 17 18 19 20 21 22 23 24 25 26 27 28
經期
濾泡期
排卵
黃體期

在28天後的經期到來之前，大腦、卵巢、子宮超級忙碌

經期

第1～約第5天

雌激素 −

黃體素 −

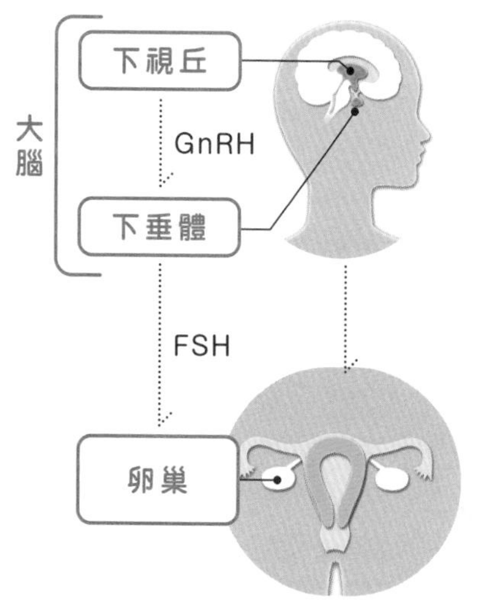

「經期」到來之時，身為司令部的大腦會為了早已著手準備的「下次經期」鼓足幹勁！身為隊長的大腦下視丘會增加GnRH（促性腺素釋素），身為傳令部隊的腦下垂體則會向卵巢送出FSH（濾泡刺激素），並且同樣會分泌出LH（黃體化激素）。

抵達卵巢的FSH和LH會刺激原始濾泡，讓好幾個濾泡開始成長。這時，在子宮負責打掃的前列腺素會收縮子宮，不需要的子宮內膜因此剝落、被排出體外。子宮會恢復成全新的狀態，等待下一個循環的開始。

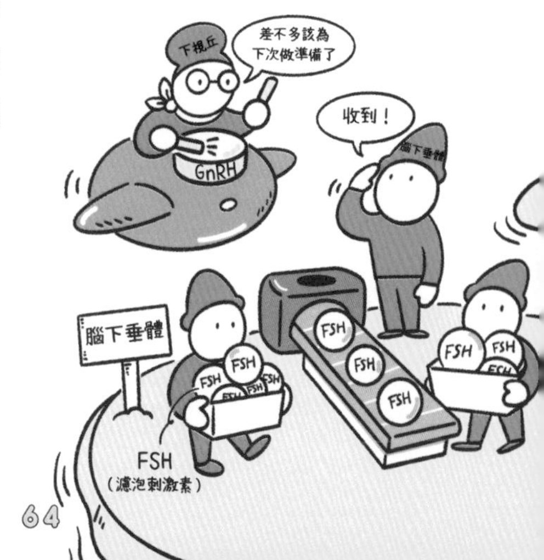

濾泡期

約第6~13天

雌激素 ++
黃體素 −

好幾個原始濾泡之中只有一個濾泡會長大。濾泡會在FSH的作用之下持續生長，並且將大量雌激素釋放到血液中，長到超過8mm的大小。

下視丘得知這一點後，會下令要腦下垂體製造出更多有助排卵的LH。雌激素會抵達子宮，開始打造子宮內膜的床。同時濾泡會持續生長，變成約2cm大的主濾泡！濾泡所分泌的雌激素量也會來到最大值。

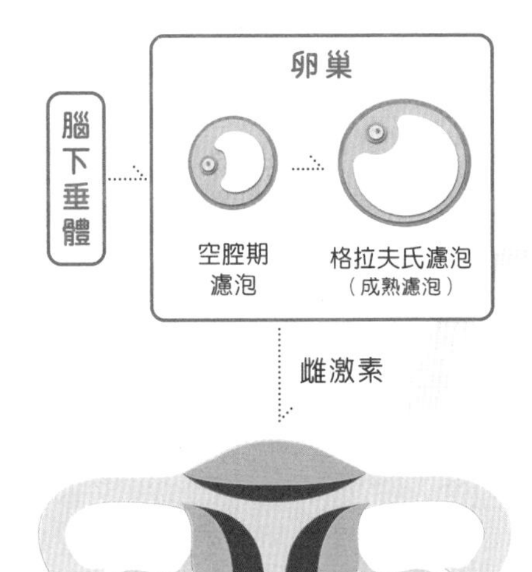

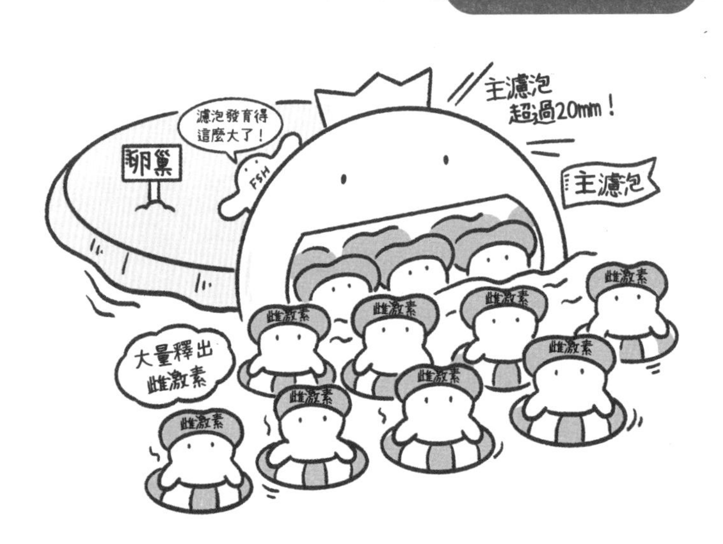

排卵

約第**14**天

雌激素 +
黃體素 +

大腦的下視丘得知主濾泡大量釋出雌激素後，會再次向腦下垂體分泌GnRH（促性腺素釋素）。腦下垂體因此引發「LH高峰」，以幾乎要把桶子打翻的猛勁將大量LH釋放到血液中。來自大腦的FSH也會達到最大值。

之後過了約36小時，大量的LH會陸續抵達卵巢。LH會支援主濾泡排卵，卵子於是終於衝破濾泡的殼，被釋放到腹腔內。同時，黃體素的分泌會慢慢開始增加。至於在子宮內，雌激素則是繼續打造為寶寶準備的床。

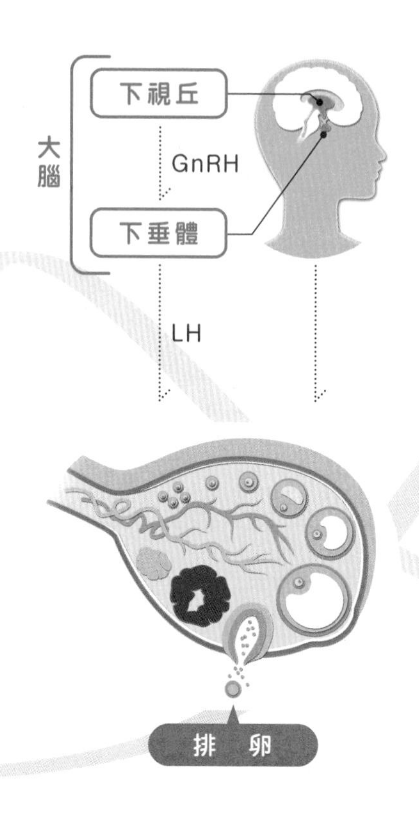

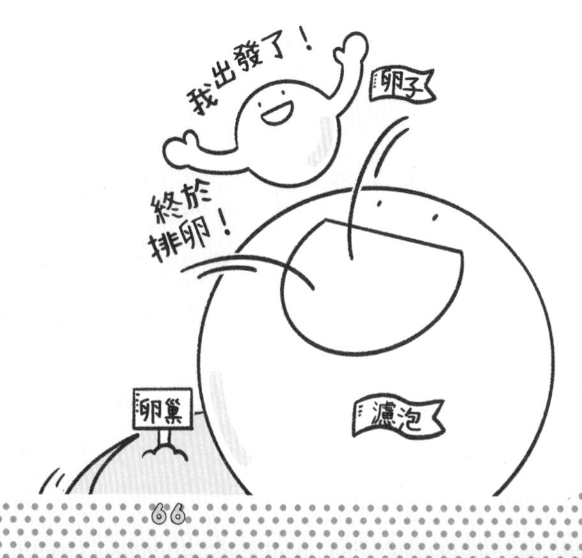

黃體期①

約第15~21天

雌激素 +

黃體素 ++

卵子排出後，留在卵巢內的濾泡空殼會因為出血而瞬間變成紅色，然後又隨即萎縮成黃色，變成黃體。黃體會分泌出大量黃體素，讓雌激素打造出來的子宮內膜的床變得更加柔軟蓬鬆，以迎接受精卵抵達子宮。此外，黃體素也會提高基礎體溫，帶來高溫期。

另一方面，排出的卵子會移動到輸卵管壺腹，在那裡等待精子的到來。因為排卵使得分泌量達到高峰的FSH和LH則會慢慢地減少。

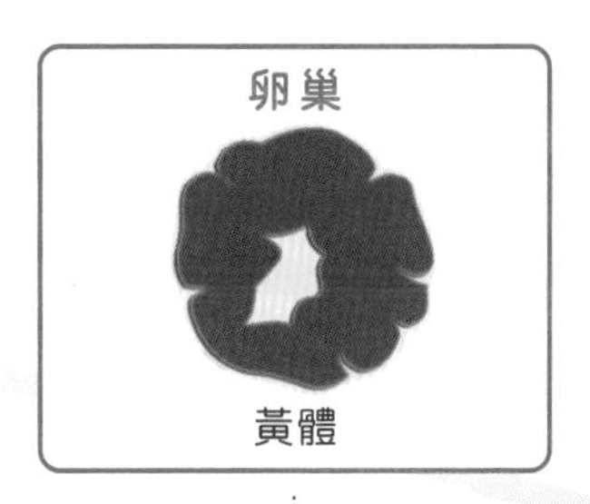

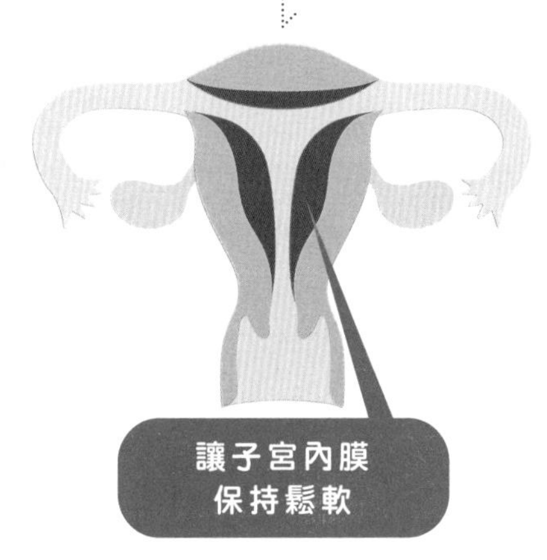

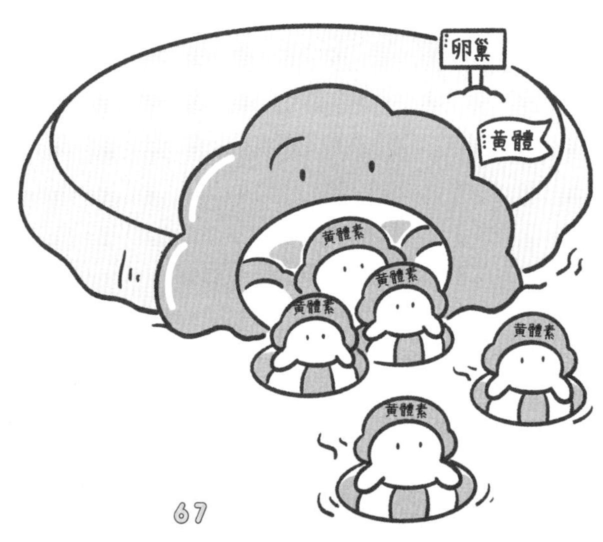

黃體期②

約第22~28天

雌激素 ＋

黃體素 ＋

沒能和精子相遇成為受精卵的卵子，會在輸卵管中消滅。而不知道這件事的子宮，則會繼續等待受精卵的到來。卵巢也會持續分泌雌激素和黃體素，努力讓子宮內膜的床保持鬆軟。

假如受精卵還是沒有出現，黃體就會變得愈來愈衰弱，黃體素的分泌量也隨之下降。同時，雌激素的分泌也會逐漸減少。這麼一來，子宮內膜便無法繼續維持下去，內膜會慢慢地開始剝落，在內膜中延伸的血管也會漸漸地開始收縮。

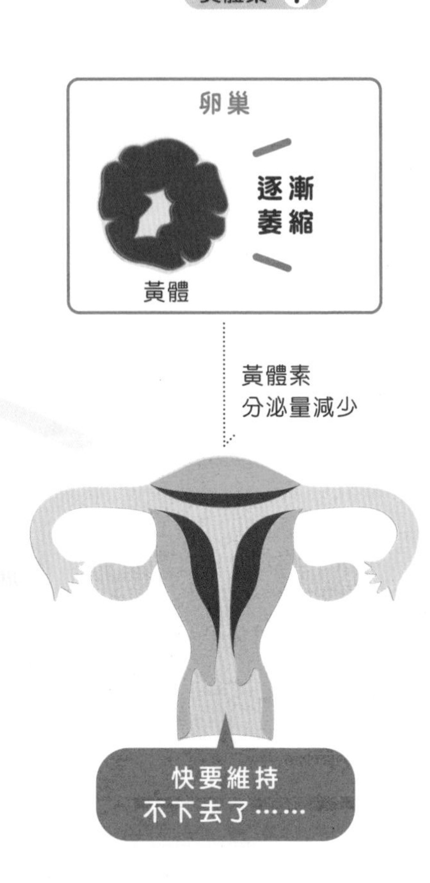

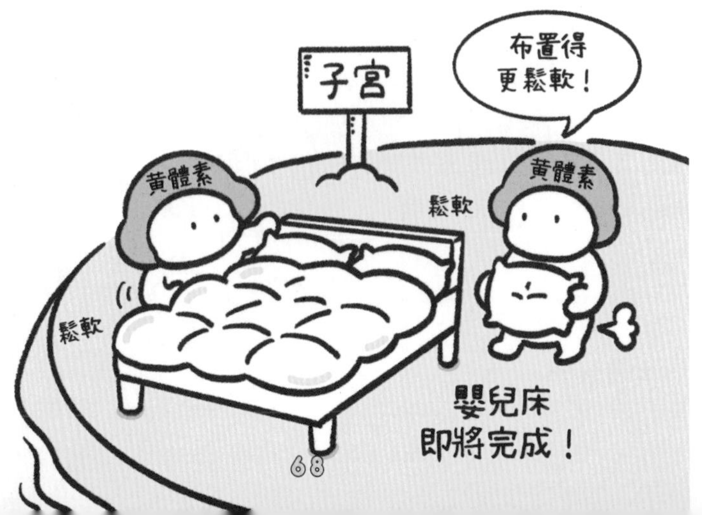

經期開始

重新回到
第1天～

雌激素 −
黃體素 −

到了排卵後的第14天，黃體終於結束壽命，變成白體。同時，黃體素會完全停止分泌，雌激素的分泌量也會變為零。

因為這個緣故，經期於是開始。身為清潔人員的前列腺素會一邊令子宮收縮，一邊花費3～7天，將不需要的子宮內膜的床排出體外，讓子宮恢復到全新的狀態。

另一方面，得知經期開始的大腦下視丘會為了下一次的排卵，再次和腦下垂體共同著手進行準備。

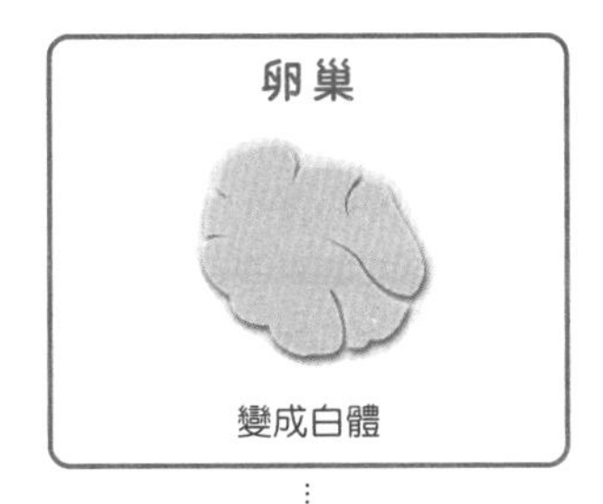

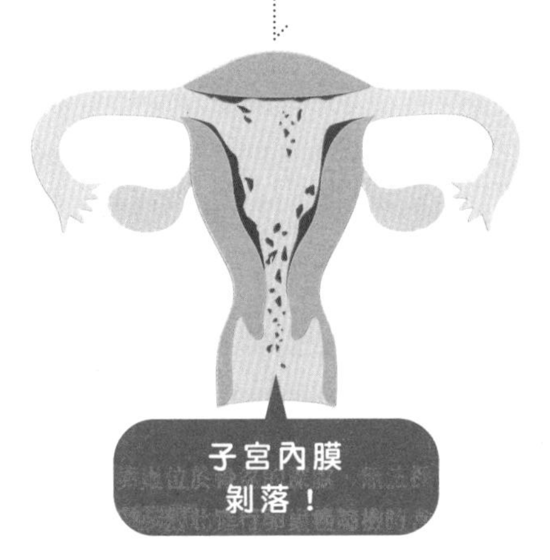

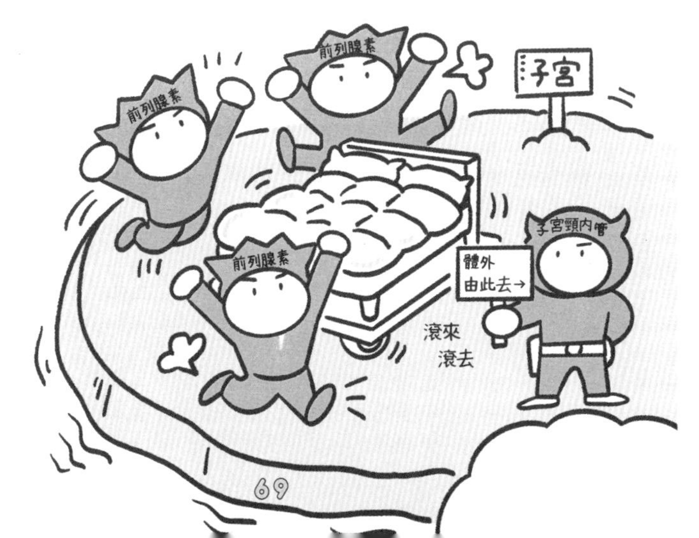

只有一個卵子會被排出

同時會有好幾個卵子一起成長

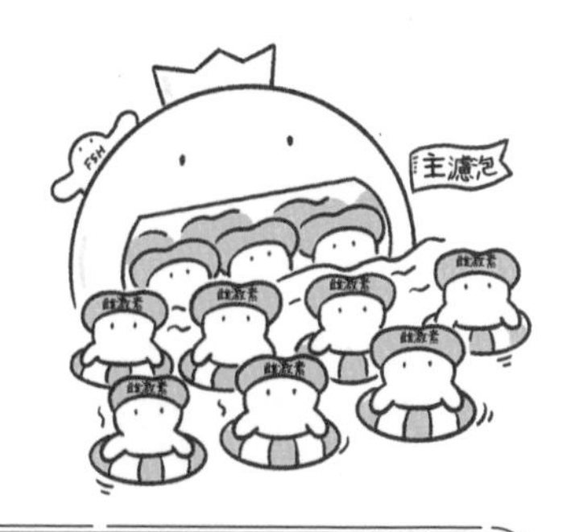

每個月只有一個卵子會被排出。所以，妳是不是以為卵子的庫存也是每個月都只會減少一個呢？**其實在每個月的排卵背後，一次都會有多達1000個卵子寶寶覺醒成為卵子的候選人，然後只留下最後被挑選出來的唯一一個卵子，其餘的則全部消失**。換句話說，卵子的庫存是每次排卵都會減少1000個！

究竟卵巢裡面每個月都在上演什麼樣的事情呢？從排卵往前推算約80天，大腦分泌出的FSH（濾泡刺激素）會刺激卵巢，讓早已覺醒的濾泡真正開始成長。之後，幾乎所有濾泡都會隨著成長逐漸消滅，沒能存活下來。然後到了排卵前約14天會剩下約10個濾泡，之後濾泡會繼續競爭、發育，到最後只有唯一一個主濾泡會被篩選出來，排出卵巢。

由於卵子每個月都會像這樣持續地被消耗，因此**20多歲時約有10萬個的庫存，到了30多歲時會變成2～3萬個，40多歲時則減少為1～3萬個**。女人一生排出的卵子數量約為400～500個。希望將來想要懷孕生產的人，能夠了解卵子庫存每年都會大幅減少的這個事實，提前做好生涯規劃。

能夠被排出的是超過20mm的「主濾泡」

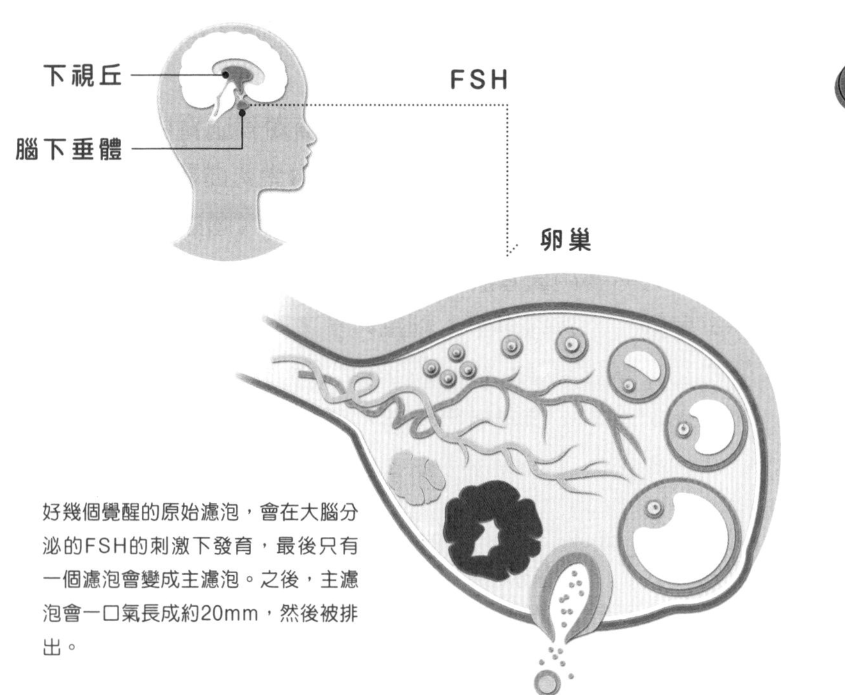

From Doctor

排卵是採取左右卵巢輪流排出

人體內，存在著肺部、腎臟、卵巢等成對的器官，這是為了迴避故障或疾病發生時的風險。其中，卵巢是與繁衍子孫的能力有直接關聯的重要器官，而且每個月從培育卵子到排卵，時時刻刻都得忙著分泌荷爾蒙。

排卵時因為也會出血，所以會帶給卵巢很大的負擔，也容易發生故障，因此排卵是採取左右輪流的輪班制。此外，即使有一邊的卵巢功能因為生病等緣故而衰退，另一個卵巢也能繼續努力運作下去。

子宮內膜剝落是怎麼一回事？

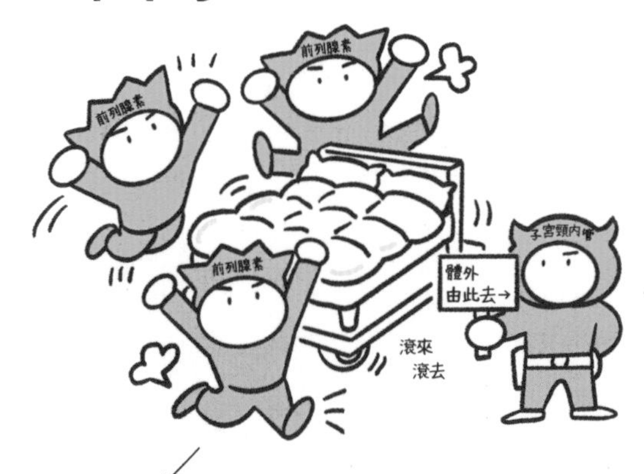

相當於每個月都受傷出血

子宮在月經期間，會處於一種像在擠番茄醬的軟管瓶般的狀態。子宮呈漏斗狀，剝落的內膜會暫時囤積在子宮體內，然後慢慢地從細筒狀的子宮頸內管流出去。這時，**負責清掃的前列腺素會讓子宮收縮，像是要把內膜擠出去似的幫助排出經血**。

經血量會在第2～3天時最多，是因為子宮頸逐漸變得通暢的緣故。經血一般呈現深紅色，但是如果花了好一段時間才排出，血液就會氧化變成褐色或偏黑。此外，**出血量多時，有時也會出現血塊**。

在每個月的經期背後，子宮都像這樣在默默地努力著。子宮內膜中有許多延伸自子宮壁的血管，而當內膜剝落時，血管會被切斷而造成出血，帶給子宮超乎想像的沉重負擔！因此，巧妙地利用口服避孕藥讓子宮休息也不失為一個方法。

只有內膜的「上方」會剝落、增生

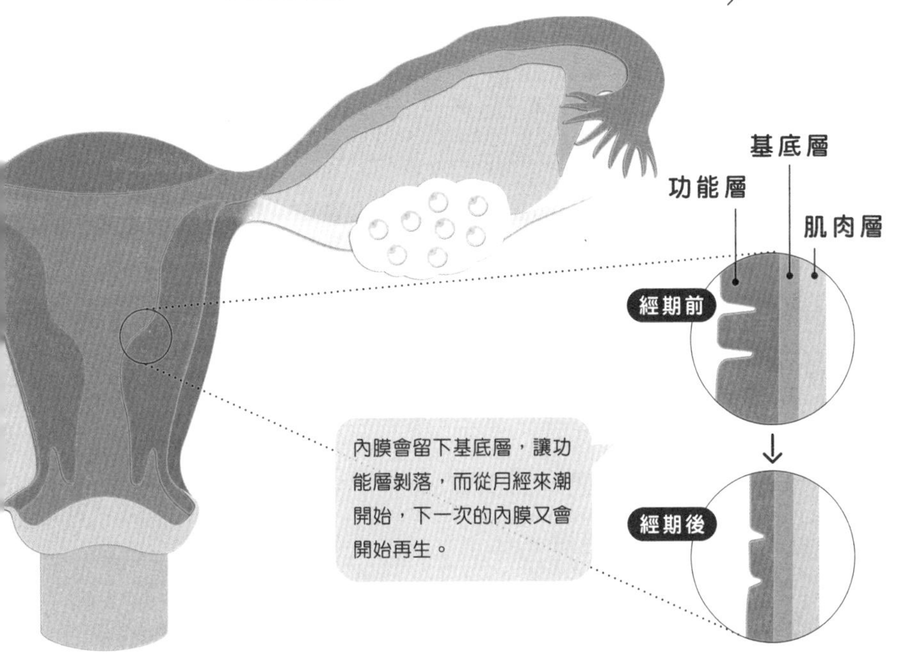

子宮內膜由和子宮肌肉層相鄰的「基底層」，以及基底層上方的「功能層」組成，每個月會增厚的只有上面的功能層。由於雌激素和黃體素的分泌，螺旋動脈等血管會從基底層延伸至功能層，讓功能層變得厚實鬆軟。

From Doctor

出現血塊是異常狀態嗎？

血液擁有只要離開血管到外面就會馬上凝固的性質，而經血之所以會是流動的液狀，是因為含有胞漿素（纖溶酶）這種酵素的關係。那麼，究竟為什麼還會出現血塊呢？其實這是因為一旦出血量太大，胞漿素就會來不及發揮作用，以致流出的血液凝固。

如果只是偶爾出現就沒關係，但若是每次更換衛生棉都會見到血塊，就有可能有經血過多的問題。經血過多有些是體質造成的，不過也有可能是子宮肌瘤等疾病所導致，必須特別留意。

經血量過多……這也許是疾病的徵兆!?

check!

妳的經血沒問題嗎？

1. 白天時，日用的普通衛生棉撐不了一小時
2. 白天也是使用夜用衛生棉
3. 睡覺時，即使用了夜用衛生棉，有時還是會弄髒內褲或床單
4. 經血中出現濃稠的血塊
5. 經血量變得比以前多，天數也比較長
6. 出血量少到不需要使用衛生棉
7. 月經來個1～2天就結束了

如果符合 1 ～ 5 ，有可能是經血過多
如果符合 6 ～ 7 ，有可能是經血過少或經期過短

潛藏在經血過多背後的疾病

所謂經血過多，是指一次週期的經血量超過140ml。在這種情況下，**即使白天也使用夜用衛生棉，還是會在1～2小時內吸滿經血**。儘管有些人的體質本來出血量就比較多，但仍有不少例子是因為罹患了子宮肌瘤、子宮腺肌症、子宮內膜息肉等子宮的疾病。

此外，經血量如果突然增加，背後也可能隱藏著白血病、血小板缺乏紫斑症等血液不易凝固的疾病。經血量過多也會為日常生活帶來麻煩，因此如有症狀請不要猶豫，立刻去找婦產科諮詢吧！

量少很輕鬆？「經血過少」千萬別置之不理

相反的，出血量太少則是經血過少。在這種情況下，一次週期的經血量會少於20ml，有的人甚至是衛生棉上只出現少許褐色血液就結束了。經血過少的原因多半是女性荷爾蒙失調，有時也會隱藏著甲狀腺方面的疾病。此外，有些人也可能會把異常出血誤以為是月經。**由於這時很可能並沒有排卵，因此請每天早上測量體溫，確認是否處於高溫期。**

From Doctor

也有人會因為經血過多而貧血

假使出血量非常多，又在經期產生暈眩、起身時頭暈、容易疲勞等不適症狀，那麼就有可能是患有缺鐵性貧血。這種貧血是因為出血量增加導致體內鐵質不足，變得很難製造出在血液中運送氧氣的血紅素。

此外，即便沒有感受到上述那些不適，貧血還是有可能慢性化，變得無法自行察覺到症狀。缺鐵性貧血若置之不管會演變成低氧狀態，對心臟造成負擔，甚至有招致心臟疾病的風險！請在貧血變成重症之前，趕緊前往婦產科接受診療。

嚴重經痛不要忍，去看婦產科吧！

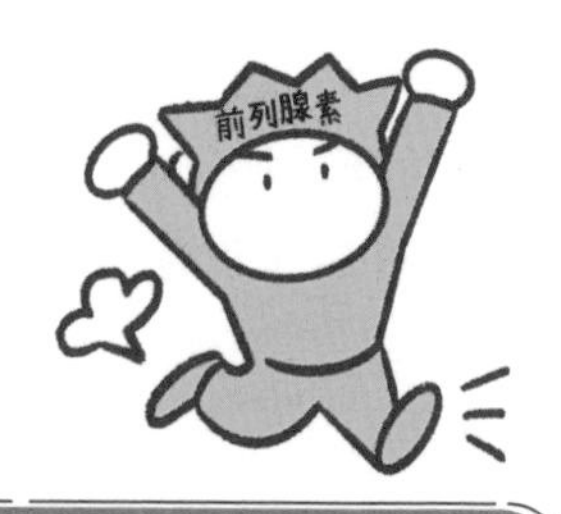

疼痛的原因是「前列腺素」！

不只是下腹部，有時連胃和頭都會產生疼痛的經痛。經痛究竟是怎麼一回事呢？犯人其實是負責清掃的疼痛物質：前列腺素。前列腺素分泌過多，會讓子宮過度收縮，引發疼痛！不僅如此，收縮作用會使得子宮周邊的血流減少，讓前列腺素滯留在下腹部，疼痛也因而加劇。前列腺素有時還會順著血液流到腰、胃、頭，讓那些部位也產生疼痛。**止痛藥有抑制前列腺素合成的作用，因此最佳的服用時機是在疼痛感變強烈，也就是前列腺素增加之前就提早服用**。體質容易製造出前列腺素的人，較容易產生月經困難症。如果真的覺得很難受，請立即前往婦產科就醫！

前列腺素的影響遍及全身

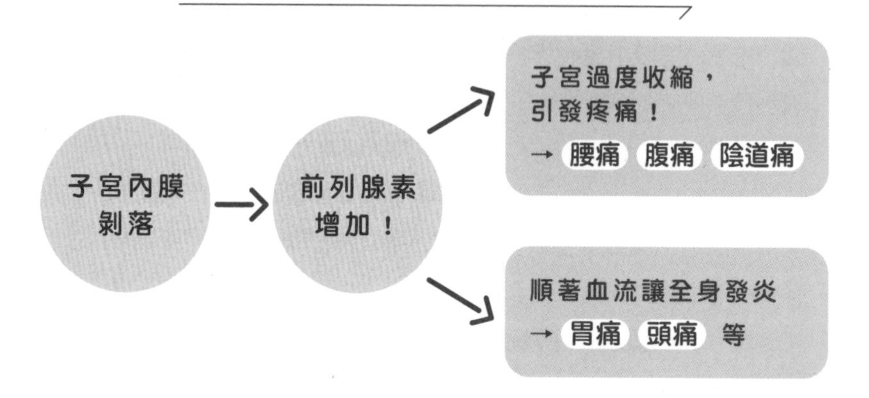

背後可能隱藏著意想不到的疾病

因為經痛到站不起來而向公司請假……根據資料顯示，日本有將近五成的二十多歲女性，受到這種會對社會生活造成妨礙的月經困難症所苦。其實，除了體質所造成的「原發性月經困難症」外，還有和子宮疾病相關的「續發性月經困難症」。

原發性是從初經開始就會感到疼痛，續發性則是會隨著月經反覆來潮而加重病情，疼痛感會在20～30歲之後增強。**如果是長大之後經痛才變嚴重，那麼就有可能是罹患了子宮肌瘤或子宮內膜異位症**。無論是原發性還是續發性都可以透過治療獲得大幅改善，請千萬不要放棄。

子宮肌瘤

雌激素帶來的刺激讓子宮的部分肌肉異常增生，在肌肉中形成塊狀的腫瘤。會在月經來潮時引起強烈疼痛。參考P166。

子宮內膜異位症

子宮的肌肉層、卵巢、直腸周圍等不同部位，生成和子宮內膜相同類型的組織。每月該處都會像月經來潮一樣出血，然後因血液逐漸堆積而引發疼痛和發炎。參考P170。

From Doctor

現代人月經次數增加也是造成經痛的原因

如同之前在P50所提過的，以前日本女性一生的月經次數只有50～100次，可是現代女性卻暴增到450次之多！這是因為環境的變化使得初經（第一次經期）年齡提早，又受到晚婚的影響讓平均初產年齡延遲到30.7歲。

而由於反覆來潮的月經會提高罹患子宮內膜異位症等疾病的風險，因此患有續發性月經困難症而為嚴重經痛、不孕所苦的女性也就隨之增加。這些疾病可透過低劑量口服避孕藥等的荷爾蒙治療，加以預防及阻止病情惡化。從年輕時就養成上婦產科的習慣、好好保養自己的子宮，堪稱是現代女性必備的保健之道。

能夠舒緩經痛的三明治熱敷墊

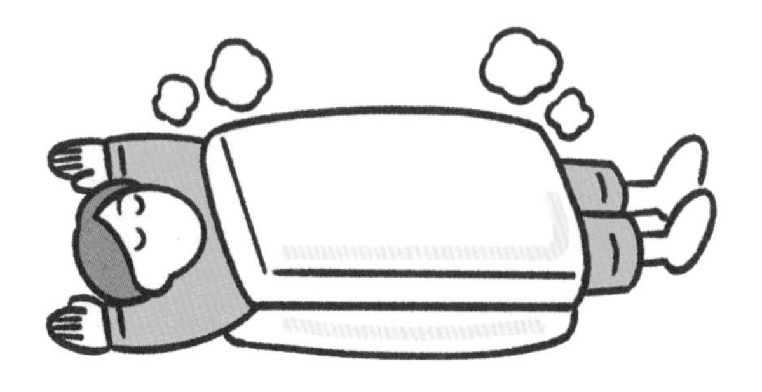

祕訣在於雙重熱敷

經痛之所以只要泡溫水就會舒緩許多是有原因的。經期時，具有收縮作用的疼痛物質前列腺素會讓子宮周遭的血流減少，並且囤積在下腹部讓疼痛惡化。所以**只要溫暖肚子，讓下腹部周邊的血流加速，就能夠抑制疼痛物質的分泌**。

平時用暖暖包等來熱敷是很有效的做法，不過如果能夠在腰部也貼上暖暖包，像三明治一樣前後同時熱敷，舒緩效果會更加倍！**腰部有能夠放鬆子宮的副交感神經聚集的「骶骨」，以及促進骨盆內血液循環的穴道「腎俞」，非常適合用來舒緩經痛**。順帶一提，穴道光是熱敷就很有效。此外，從經期的一周前就開始按壓或熱敷穴道，還能發揮預防經痛的效果。如果是在家熱敷，建議使用熱毛巾會非常舒服。其次，喝冷飲等讓身體冷卻的行為會使經痛惡化，要格外留意。溫暖身體、讓身心放鬆，是舒緩經痛最好的特效藥。

腹部和骶骨有婦科類的穴道

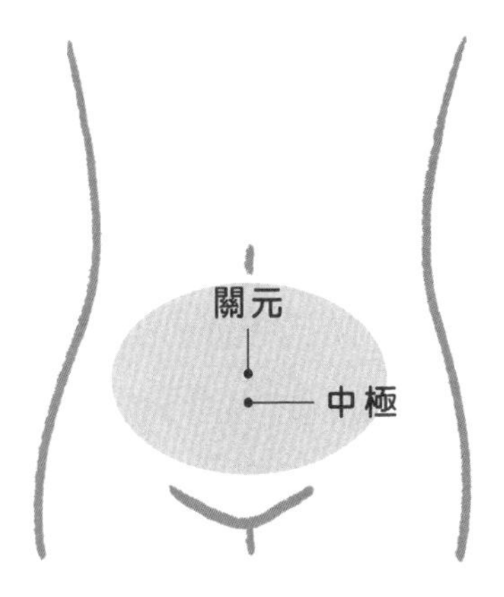

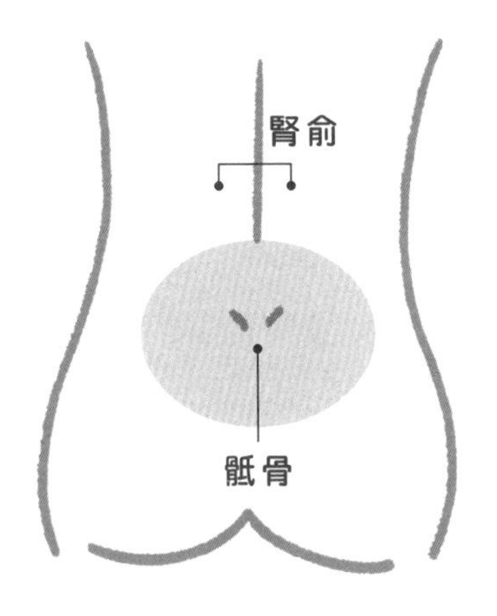

位在肚臍往下4指寬處的關元，和從關元往下1指寬處的中極，都是可以溫暖下腹部、有效舒緩經痛的穴道。

位在腰部正中央呈倒三角形的骶骨中，聚集了與子宮等內臟的功能關係密切的副交感神經。腎俞穴可有效舒緩經痛。

熱敷墊的做法

用45～50度的熱水將毛巾弄濕。為避免燙傷，將毛巾縱向對折→橫向對折→沿著對角線折成三角形，然後捏著底邊的兩個角，從前端浸泡在熱水中比較安全。還有一種方便的方法是將濕毛巾用保鮮膜包起來，送進500～600W的微波爐加熱30～60秒。

也推薦無須用火的溫灸器

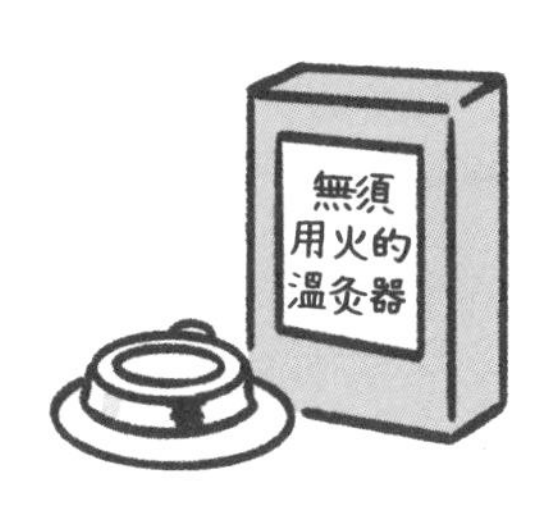

經期前的暴食、嗜睡、憂鬱……為何會產生PMS？

症狀因人而異，種類竟然超過200種!?

PMS是經前症候群（premenstrual syndrome）的簡稱，症狀多達200種以上！詳細原理目前尚未釐清，不過**PMS和從排卵到月經來潮期間所產生的女性荷爾蒙劇烈震盪有關，是一種大腦和身體受到荷爾蒙起伏影響的狀態**。主要會在經期前的3～10天造成不適。事實上，體質和個性也會帶來影響，一絲不苟的性格容易累積壓力，所以有症狀較為嚴重的傾向。此外，營養不足所造成的能量低下，會引起手腳冰冷、鈣質不足，進而使得症狀惡化。首先請特別留意補充營養和放鬆心情。

PMS的代表症狀

身體

- 下腹部疼痛
- 乳房脹痛
- 腰痛
- 頭痛
- 想吐
- 水腫
- 便祕
- 皮膚粗糙

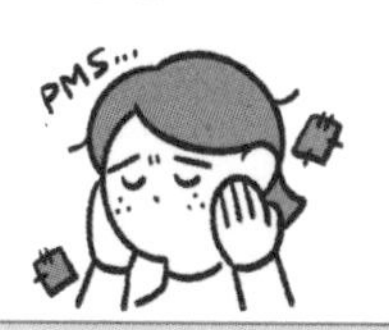

心靈

- 心情煩躁或情緒低落
- 專注力不佳
- 沒有幹勁
- 失眠或嗜睡
- 情緒不穩定
- 突然沒來由地想哭
- 過度飲食

原因之一是黃體素的增加&雌激素的減少！

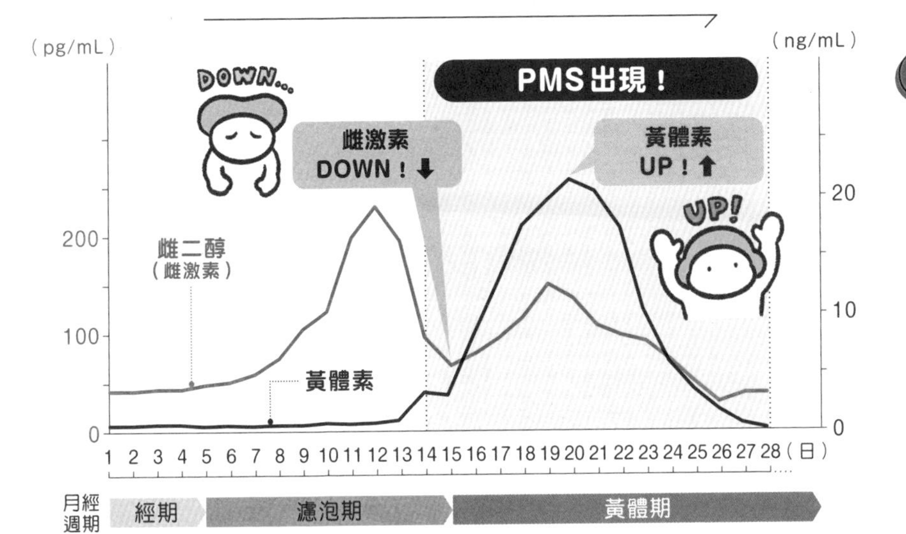

排卵後，原本分泌量增加的雌激素會一下子減少，取而代之換成黃體素增加。這個荷爾蒙的劇烈震盪也是造成PMS的原因之一。黃體素有囤積水分的作用，分泌量一旦增加就容易引起水腫、便祕、想吐等不適症狀。

From Doctor

經期前的精神狀況不佳……也許是PMDD

近年來，PMDD這項疾患逐漸受到重視。像是經期前的心情煩躁、情緒低落、不安感等，PMS症狀中特別強烈反映在精神層面並會對生活造成妨礙的狀態稱為「經前不悅症：PMDD」，被視為是一種精神疾病。「在家人提醒之前完全沒有自覺……」、「之前一直覺得既然是PMS，也只好默默地忍耐……」等等，有許多案例都因此而延誤就醫。PMDD可透過中藥、低劑量口服避孕藥、抗憂鬱藥物等進行治療，因此有這方面困擾的人請試著找婦產科諮詢。

也可參考PMS實驗室「PMS和PMDD的不同」／自我檢測PMDD（日文網頁）
http://www.otsuka.co.jp/pms-lab/about/pms_pmdd.html

經期前的煩躁、暴食，就用一杯黑芝麻熱牛奶來舒緩

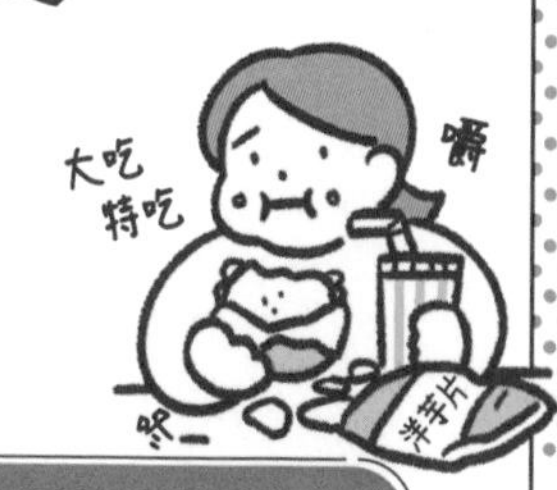

關鍵字是幸福荷爾蒙「血清素」

我們能夠過著安穩的日常生活，都是多虧幸福荷爾蒙血清素的效果。血清素不足會讓情緒不穩定，並且引發憂鬱、疲勞感、心情煩躁等各種症狀。**生理期前之所以會心情煩躁、暴食，其中一個原因就在於血清素不足**。

因此，會建議各位攝取能夠**合成血清素的色胺酸，以及維生素B6、礦物質、碳水化合物**。比方說黑芝麻熱牛奶和全麥餅乾不僅能溫暖肚子，還能一次攝取到合成血清素所需要的營養素，是非常優質的點心。補充血清素的同時，也要小心別攝取過多咖啡因了！

黑芝麻熱牛奶的做法

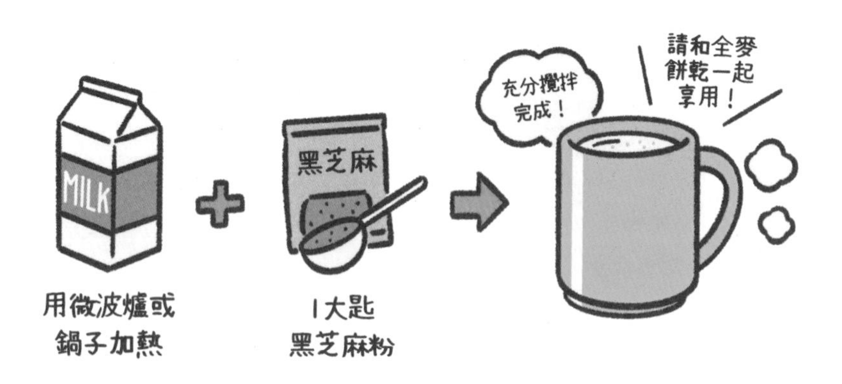

關於PMS與營養的更多知識

促進合成
血清素

維生素B6

像是鮪魚、鮭魚、豬肝、雞柳、雞胸肉、大蒜、開心果、芝麻、烤海苔、糙米等。從紅肉魚、肉類等動物性食品比較能夠攝取到充足的量。

維生素B6是色胺酸被合成為血清素時所不可或缺的必須成分。鐵質、鋅等礦物質類可消除貧血，抑制PMS的症狀。假使很難靠飲食攝取，活用營養輔助食品也是一個方法。

消除心情煩躁和
不穩定的情緒！

礦物質

想要舒緩PMS的女性，請特別注意眾多礦物質之中的鈣（牛奶、乾燥蝦米、沙丁魚罐頭、小松菜等）、鎂（鮭魚、杏仁、菠菜等）、鋅（牡蠣、全麥麵粉[蘊藏在小麥胚芽中]、牛肉、可可亞、豬肝等）、鐵（紅棗）等。

鐵質分為容易為人體吸收的「血基質鐵」和不易被吸收的「非血基質鐵」。若想有效攝取，會建議攝取血基質鐵（小魚乾、豬肝、蜆、赤貝、蛤蜊、干貝等）！

From Doctor

口服避孕藥也是一個選項

曬太陽、攝取必要的營養素、良好的睡眠。想要改善PMS，養成有助增加血清素的生活習慣非常重要。但如果真的覺得很難受，還是建議去找婦產科諮詢，利用中藥或口服避孕藥來改善。

口服避孕藥是一種結合雌激素和黃體素的低劑量口服藥，在日本稱為LEP劑（Low dose Estrogen Progestin Combination）。藉由停止子宮內膜增生和排卵，解決荷爾蒙劇烈震盪的問題，進而讓身體不會產生PMS。近年來，口服避孕藥逐漸擺脫等同於避孕藥的負面印象，如今已成為一種方便使用的藥物。請各位務必將這種有效的治療藥物列為選項之一。

經期前要挑選富含「蛋白質」的零食

重點是不要讓血糖震盪

經期前的心情煩躁和暴食除了血清素不足外，也有可能是低血糖所引起。此外，低血糖會讓PMS的精神症狀惡化。**由於經期前本來就容易低血糖，這時若是隨心所欲地大吃特吃，就會引發血糖急速上升，之後又急速下降的血糖震盪！**結果又因為血糖過低，以致陷入PMS更加嚴重的惡性循環。空腹進食也會讓相同的情況產生。

為了避免經期前血糖過低，請多多攝取能夠合成血清素的高蛋白質零食。**血糖值不易上升的低GI食物是最好的選擇**。此外，要預防低血糖，早餐是絕對不可少的。

預防血糖震盪

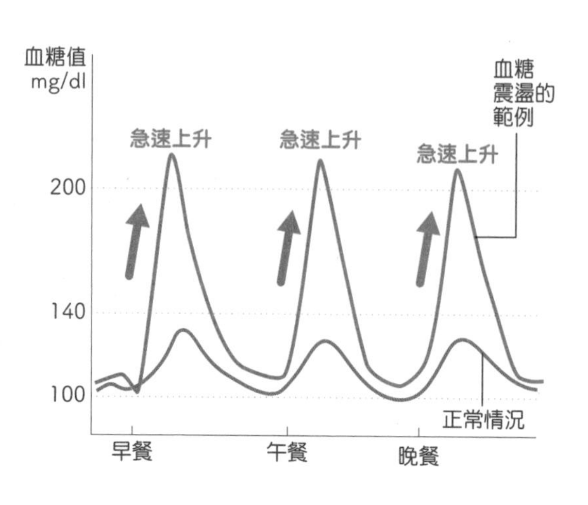

血液中的糖分若急速增加，身體就會大量分泌負責調整的胰島素，造成血糖過度下降變成低血糖。血糖產生震盪的人，和正常情況下的血糖值有如此大的差異。

選擇低GI值&高蛋白質的零食

希臘優格

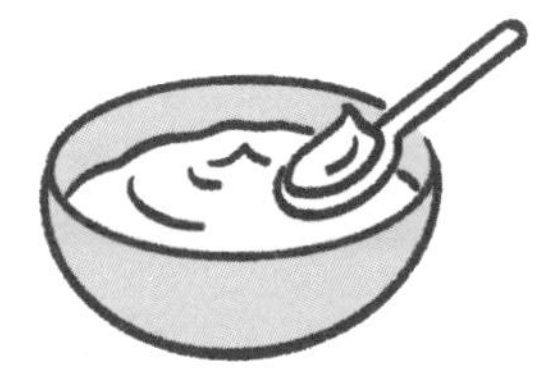

蛋白質含量比一般優格多出約2倍的高蛋白質食材。要是加入太多蜂蜜和砂糖的話，反而會讓血糖上升，因此請適度調味就好。

綜合堅果

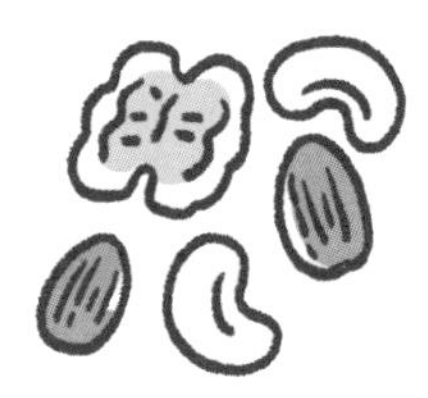

堅果類除了蛋白質外，也富含能夠抑制血糖急速上升的膳食纖維、維生素類。尤其建議挑選加了杏仁和核桃的產品。一天的建議食用量是為一個手掌大。

高蛋白棒

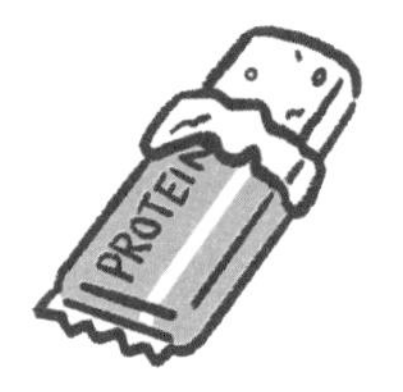

除了一根含有15g以上蛋白質的產品外，也有富含維生素、礦物質的種類，能夠有效攝取到預防PMS所需的營養。由於方便實用，很適合作為外出時的點心。

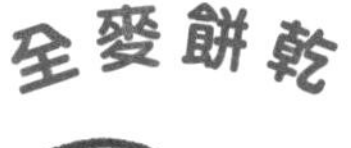

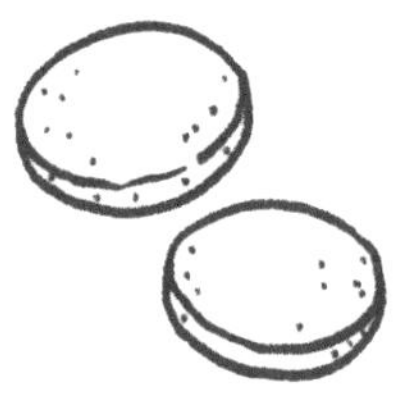

使用連同小麥皮一起磨成粉狀的全麥麵粉製成。除了高蛋白質，也富含維生素、膳食纖維、礦物質，而且低GI。由於也很有飽足感，最適合在想吃甜食時用來解饞！

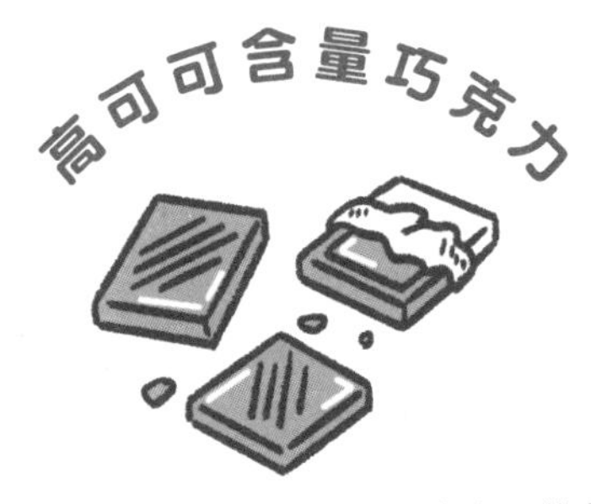

經期前如果想吃巧克力，請選擇低GI的高可可含量巧克力。可可中含有大量能夠合成血清素的色胺酸和膳食纖維，以及具抗氧化功效的多酚。

富含膳食纖維和鈣質的蘋果，以及富含維生素、礦物質的莓果類，都很推薦在經期前食用。若是搭配優格或馬斯卡彭乳酪一起吃，更能提升預防PMS的效果！

月經週期是女性健康的指標

各種因素都可能造成不順！

經期是因為大腦和卵巢規律地進行荷爾蒙的傳接球遊戲而產生。**月經不順就代表大腦或卵巢其中一方發生問題，以致陷入荷爾蒙失調的狀態**。

尤其在身為司令部的大腦中，是由前額葉負責判斷壓力，然後從下視丘透過自律神經系統來調節內臟的功能，責任十分重大。可是一旦龐大的精神壓力、過度減肥、忙碌的生活節奏、睡眠不足等使得前額葉皮質過熱，就會無法順利地向下視丘、卵巢傳遞荷爾蒙，進而導致月經不順。

「正常的經期」的定義如下。**上個月經期第一天到這個月經期第一天的間隔為25～38天，即便有變動也會在6天以內，然後出血天數為3～7天**。假使經期偏離這個標準就算是月經不順。這個狀態若是持續半年以上，建議最好還是前往婦產科進行諮詢。

何謂正常的經期？

週期為25～38天，出血天數為3～7天

擾亂大腦與卵巢傳接球遊戲的各種原因

→ 體重過低、極端的減肥方式

一旦體重急劇減少或體重過低，大腦就會進入防禦模式，將生殖功能的運作擺在後面，以保護身體為優先。大腦會減少分泌荷爾蒙，導致卵巢功能隨之下降。

→ 精神壓力、過勞

壓力和慢性過勞會讓身為司令部的大腦無法順利運轉。這麼一來，大腦所分泌的荷爾蒙就會失調，無法和卵巢保持良好的合作關係。

→ 過度激烈的運動

假使運動所消耗的熱量沒能透過飲食加以補充，以致身體陷入能量不足的狀態，大腦就會進入防禦模式，抑制生殖功能。女性荷爾蒙的分泌量會變為零，甚至出現無月經的狀況。

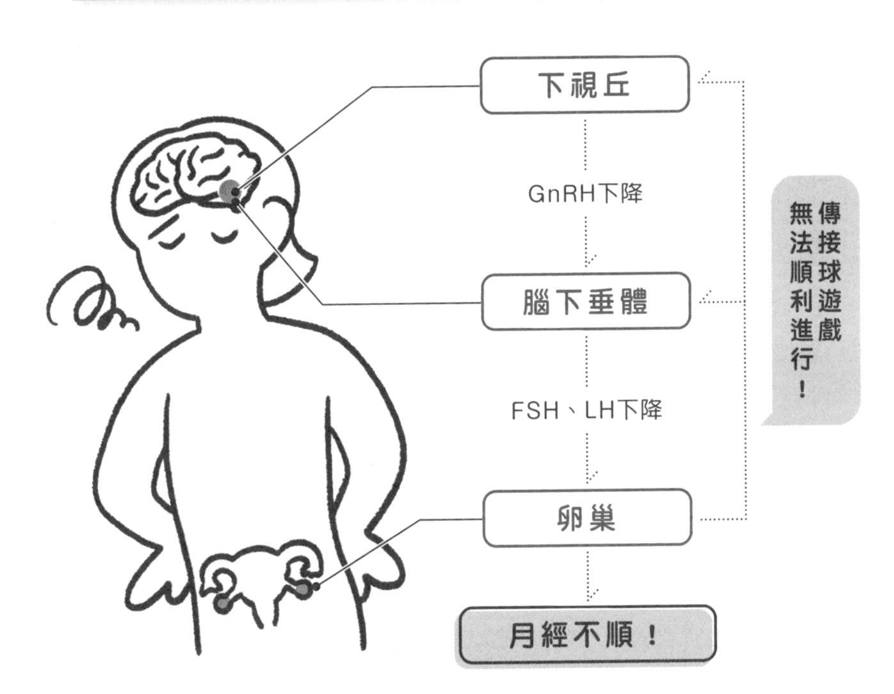

別將月經不順擱置不管，去婦產科就診吧

其實也有沒排卵的情況

儘管經期不規律，只要有月經就應該有排卵。妳是否也有這種想法，而將月經不順的問題擱置不管呢？**其實即便有月經，有時也會出現沒有排卵的情況**。當P80所列舉的原因使得荷爾蒙失調，有時就算沒有排卵還是會有月經來潮。而這種情況，多半是因為罹患了因卵子中途停止生長而無法排卵的多囊性卵巢症候群。此外，**當月經超過3個月沒來，這時若擱置不管，有可能會因為雌激素停止分泌而引發不孕或骨質疏鬆症**。因此請千萬不要忽視，務必儘快接受治療！

有沒有排卵是可以自行確認的。請每天早上測量基礎體溫，做成圖表。**重點在於是否有分為低溫期和高溫期**。這是因為如果沒有排卵，身體就不會分泌會提高體溫的黃體素。只要體溫有高低之分，就代表有排卵。此外，即使有細微的變動，只要體溫有顯著的高低差異就OK。**如果沒有低溫期和高溫期之分，就有可能並沒有在排卵**。這時請及早前往婦產科就診！

月經不順的警訊

- 出血天數超過8天或在2天以內
- 月經週期在24天以內或超過39天
- 比以往的月經週期相差了7天以上
- 月經超過3個月沒來

每天早上都量很麻煩？來測測妳的基礎體溫吧

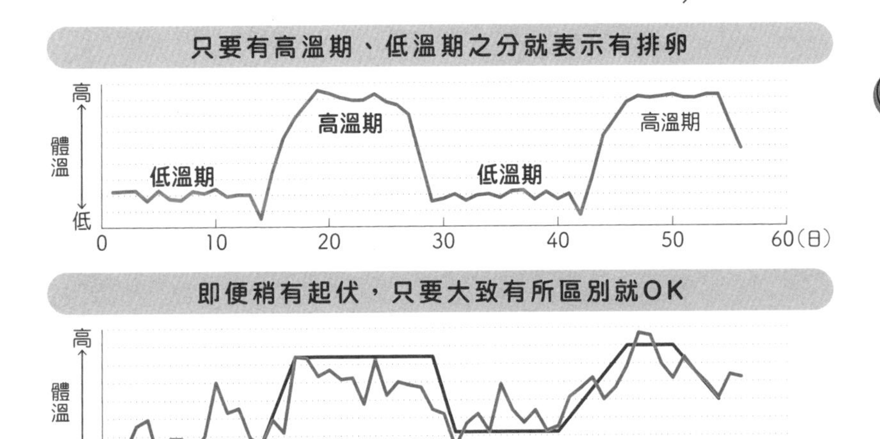

如果沒有明顯的高溫期、低溫期之分，即可能沒有排卵

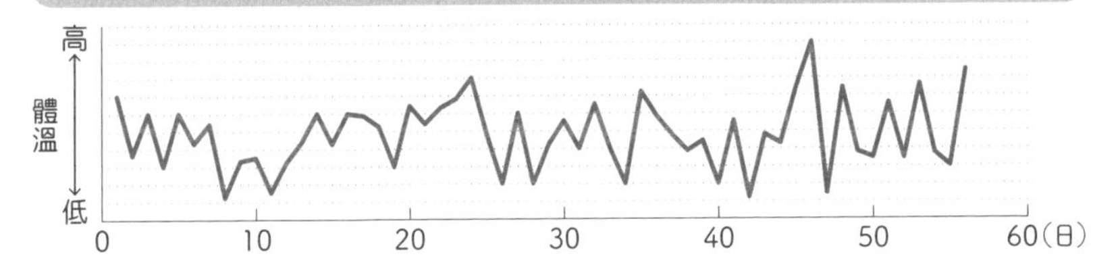

From Doctor

要小心會讓子宮力下降的灰姑娘體重！

各位知道近來被日本年輕女性視為理想體重的「灰姑娘體重」嗎？由於過度控制飲食的偶像出現在媒體上，導致BMI18.5以下的纖細體型被稱為灰姑娘體重，並成為人們所憧憬的對象。可是，BMI低於18.5其實已經堪稱「消瘦」的過瘦體重。過瘦會陷入能量不足的狀態，使得身體變得容易發冷、血液循環不佳，最終導致子宮力低下。身體也會因此進入防禦模式，造成月經不順、無月經的發生。過度沉迷追求纖細身材，將來有可能會招致不孕或胎兒體重過輕的風險，因此不可不慎。

衛生棉&護墊的正確挑選方式

如果每次經期都會搔癢，就該好好檢視一下衛生棉了

每逢經期，內褲裡面總是悶熱潮濕。衛生棉經常容易因為透氣性不佳，使得經血和汗水的濕氣讓人感到不適。此外，外陰部（參考P92下圖）會因長時間與衛生棉的PE膜或不織布（化學材質）接觸摩擦，而反覆對肌膚造成刺激。經期時私密處容易搔癢的人，有可能是罹患了悶熱潮濕或摩擦所造成的接觸性皮膚炎。**外陰部本來就很容易受到刺激，再加上經期時受到女性荷爾蒙的影響，肌膚又會變得更加敏感**。倘若每次都有搔癢狀況產生，建議可以嘗試改用膚觸良好、不易造成摩擦的布衛生棉或有機棉衛生棉。

布衛生棉在經期外也能派上用場

布衛生棉的透氣效果佳，而且非常親膚。除了經期外，也非常適合平時就需要使用護墊的人使用！即使長時間使用也幾乎不會對肌膚造成負擔，而且如果只有分泌物，那麼清洗起來也很輕鬆。此外，由於在價格方面也非常經濟划算，所以各位不妨嘗試看看，說不定用過之後就會愛不釋手喔。

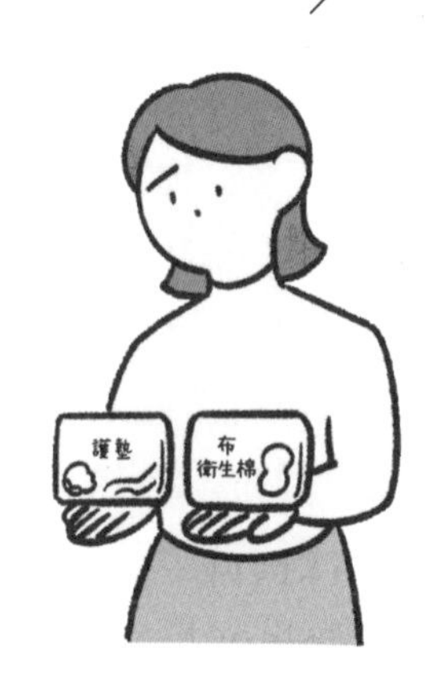

有機衛生棉逐漸增加的原因

使用有機棉製成的衛生棉最近十分受到矚目。不僅觸感親膚，而且因為沒有使用會引起肌膚問題的化學材質，所以格外令人安心。此外，一般衛生棉所使用的化學材質高分子，在吸收經血之後會變成凝膠狀，而這也是造成身體發冷的原因之一。

由於陰部的皮膚接近黏膜，因此有很高的機率會吸收化學材質中所含的化學物質，進而容易引發接觸性皮膚炎等問題。有機衛生棉雖然因為沒有高分子，吸水量比較少，不過整體的使用感卻更為舒適。假使妳有肌膚問題或容易發冷，那麼不妨嘗試看看！

SISIFILLE衛生棉
（一般日用 無翼）

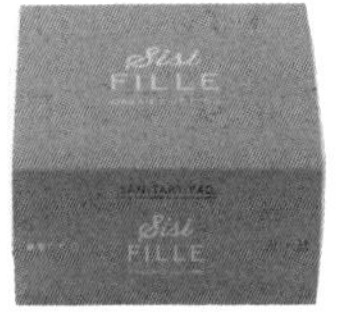

使用源自植物的木漿來取代吸水性高分子，不用擔心經血外漏。並通過有害物質測試，讓人超放心。21cm×24片入。660日圓／Panoco Trading

有機棉衛生棉
（一般日用 無翼）

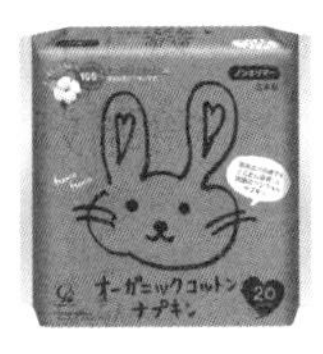

表面使用有機棉材質，觸感輕柔舒適。未使用高分子，透氣性佳，適合為異味、搔癢、不適感到煩惱的女性！23cm×20片入。437日圓／cotton labo

From Doctor

使用護墊的注意事項

現在有愈來愈多女性因為擔心弄髒內褲，而養成平日使用護墊的習慣。護墊雖然是一樣非常方便的產品，不過要是弄錯使用方法，還是有可能會和衛生棉一樣引發肌膚問題。如果長時間沒有更換，累積的分泌物會讓內褲裡面變得悶熱潮濕，進而產生接觸性皮膚炎。

如果要使用護墊，請別忘了務必定期更換。此外，選擇材質舒適、不易刺激皮膚的護墊，也是避免肌膚問題產生的祕訣。

妳有正確清洗私密處嗎？

有自動清潔功能的只有陰道!?
外側要用肥皂起泡，清洗乾淨

私密處除了聚集了尿道口、陰道口、肛門之外，還有大陰唇和小陰唇，構造十分複雜。而且不僅尿液、皮脂、汗水、經血會附著在上面，容易堆積污垢，周邊的肌膚又容易受到刺激，因此必須勤加保養。用沐浴乳仔細清潔、保持乾淨是絕對不可少的。

此外，沐浴乳的選擇也很重要。**陰道口因為黏膜外露，所以用清潔力強的鹼性沐浴乳清洗會連陰道黏膜的上皮細胞也一併去除，反而有令細菌增生的可能**。由於陰道黏膜的酸鹼值為酸性，因此沐浴乳也要選擇pH值5.0～7.5的弱酸性～中性。

私密處的清洗方式

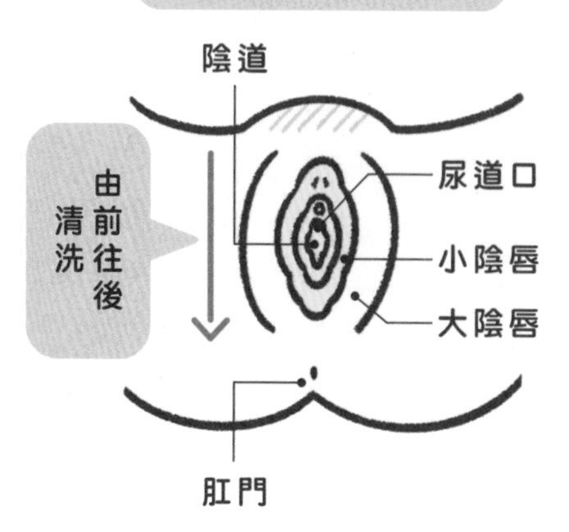

由於屁股的細菌最多，所以清洗時要依照陰毛→尿道口→陰道口→肛門的順序，由前至後地進行。沐浴乳不要直接塗抹於私密處，必須加水起泡後再清洗才不會帶給肌膚太大的負擔。大陰唇和小陰唇的皺褶之間容易藏污納垢，要用指腹溫柔地仔細清潔。

搔癢多半源於悶熱潮濕&接觸性皮膚炎

私密處接近陰道黏膜，因為總是被內褲覆蓋住又容易流汗，所以即便不是經期，依舊是處於容易悶熱潮濕的狀態。造成搔癢的原因多半是悶熱潮濕或接觸性皮膚炎，但其實性傳染病也會引起搔癢。

私密處保護黏膜的防禦功能不像皮膚那麼強大，細菌、真菌、病毒很容易就會入侵。除了性行為外，也有在公共浴池等處感染的例子。性傳染病若擱置不管有可能會造成不孕，因此若是覺得不放心，請儘快前往婦產科就診。

引起陰道感染的傳染病

	分泌物的狀態	主要症狀	原因
陰道念珠菌感染 →念珠菌	白色、 茅屋起司狀、 優格狀	陰部強烈搔癢、大量白濁的分泌物	藥劑（抗生素等）、感冒、疲勞、壓力、懷孕等造成免疫力下降
陰道滴蟲感染 →滴蟲	黃色、 黃綠色、 泡沫狀	異味強烈的分泌物、排尿及性交時有搔癢感、灼熱感	多半是性行為，但也可能會在入浴設施等處受到傳染
生殖器披衣菌感染 →砂眼披衣菌	無症狀、 稀如水	缺乏自覺症狀。有時會在不知不覺間引起子宮頸內管炎、骨盆腔炎等，造成不孕	性行為
淋病 →淋菌	黃綠色、 流膿	缺乏自覺症狀。有時會在不知不覺間引起骨盆腔炎、子宮外孕、不孕症	性行為
生殖器疱疹 →單純疱疹病毒	—	陰部周邊出現伴隨疼痛感的水泡、潰瘍。排尿時感到疼痛，可能會因疲勞、壓力而復發。	性行為等
尖圭濕疣 →人類乳突病毒	—	陰部及其周邊長疣。幾乎沒有症狀，但偶爾會感到搔癢。	多半是性行為，但也可能會在入浴設施等處受到傳染

停經是慶祝展開第二人生的轉折點

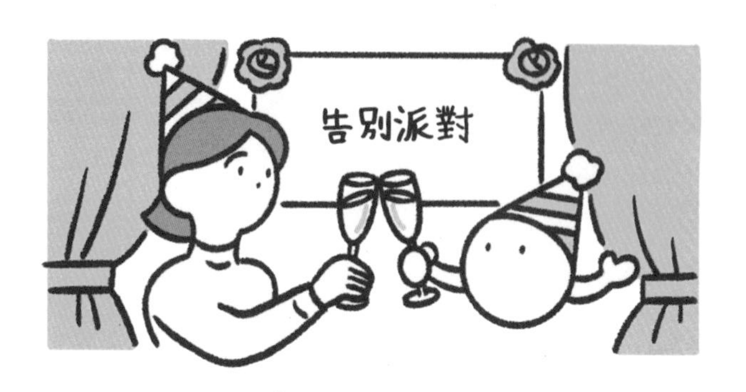

終於可以從每月的波動獲得解脫！

像是「不再是女人」、「失去年輕」等等，一般人總是對停經抱持著這類負面的印象。可是**停經後就能永遠揮別女性荷爾蒙的變動，例如經痛、心情起伏、對於懷孕生產的糾結情緒等等，能夠從長年困擾自己的荷爾蒙波動中獲得解脫，迎來平靜無波的安穩生活**。此外在男女關係方面，也會從「繁殖對象」這樣的意識中被解放出來，變得能夠以成熟從容的心去體貼對方，並且在對等的關係之下尊重彼此的想法和意見。所以，「不再是女人」的這種想法完全是大錯特錯。**月經純粹只是為了繁殖而存在，即便失去了，身為一個女人的事實依舊不變**。在婦產科相關的學會上，停經後的健康性行為這項議題也是眾人熱烈討論的重點。

如今已是人生一百年的時代，而**停經無疑是第二人生的起點**。請把停經當成是能夠以一個女人的身分重新感受幸福的機會，抱著積極樂觀的心態去面對。

不可不知的「更年期前期」

有些女性還不到40歲，卻因失眠、潮熱、不安等類似更年期的症狀而來婦產科諮詢，不過其實這是所謂的更年期前期。「更年期不是要到40歲後半才會開始嗎？」應該有不少人會這麼驚呼吧。

卵子的庫存會從37歲左右開始銳減，卵巢的功能也會開始逐漸衰退。再加上現代女性因為工作和人際關係方面的煩惱、睡眠不足等，承受了非常多的壓力，結果**導致自律神經失調，進而產生類似更年期的症狀**。這時倘若繼續勉強下去，真正到了更年期時症狀有可能會加重。請把更年期前期當成是身體發出的警訊，趁機重新檢視一下自己的生活吧。

停經之前會體驗到的月經不順

在停經前的10年間，月經週期容易隨著卵巢功能衰退而變得混亂。月經週期會時而縮短、時而延長，經血量會變少，有時甚至會出現無排卵月經。到了40歲後半，經血量會變得不穩定，月經的次數也會減少。

30歲後半	40多歲	40歲後半～50多歲
• 月經週期變短 （也有人反而變長） • 經血（血液）量減少	• 月經不順 • 經血量不穩定 • 月經週期延遲（月經的頻率開始減少為2～3個月1次） • 無排卵月經（也可能沒有排卵，只有子宮內膜剝落）	• 停經

揭開經期與女性荷爾蒙的迷思

明明大街小巷都充斥著和健康、減肥有關的知識，但不知為何在日本，關於經期和女性荷爾蒙的正確知識卻遲遲無法普及，還有人至今依然相信小時候聽說、像是都市傳說一般的資訊。錯誤的知識會造成不必要的壓力，甚至有可能為生涯規劃帶來不良影響！

因此，以下將根據婦產科醫師的正確知識，徹底釐清關於經期&女性荷爾蒙的常見傳聞！那麼，就讓我們來一一了解這些身為女性不可不知的資訊吧。

經期可以排毒？

人一旦因為月經來潮而失血，骨髓中製造血液的細胞就會受到刺激，變得容易產生新的血液。可是，由於現代女性的月經次數過度增加，使得出血這件事本身對身體造成了負擔。因此，經期的出血可以排毒、對身體有益的這個說法是錯誤的！

×

經血可以自行控制？

在沒有衛生棉的100年前，人們會為了不讓經血從陰道流出而對骨盆底肌群施力，藉此控制出血。可是，隨著生活模式的改變，現代女性的骨盆底肌群變得不夠有力，因此很難開關陰道。如果是從幼兒時期開始鍛鍊或許就有可能，不過這麼做實在太不實際，所以也算是半個假訊息。

△

初經很早來，停經也會來得早？

初經的時期和身高、體重、體脂肪等體格的成熟度有關，會在大腦認為身體已做好排卵的準備時開始。另一方面，停經的時期則是由卵巢的老化程度來決定。由於初經和停經的時期毫無關連性，因此這是錯誤的說法。

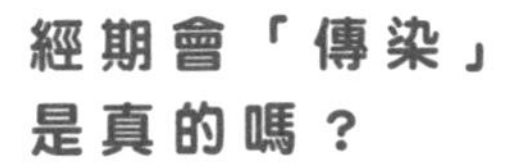

經期會「傳染」是真的嗎？

女性荷爾蒙並不會來到體外，對朋友的月經週期造成影響。恐怕是因為彼此有著強烈的同儕意識，才會產生「傳染」這樣的說法吧。

女性荷爾蒙旺盛比較好嗎？

這也是錯誤的！雌激素是賦予女性美麗、有如守護神一般的存在。可是，因為荷爾蒙要被受器接收才會產生作用，所以即便分泌旺盛，受器也無法全部接收，作用也就不會有所改變。非但如此，反而還會增加罹患乳癌、子宮內膜癌的風險。正常分泌，不過多也不過少才是最好的。

有食物可以增加女性荷爾蒙嗎？

沒有食物可以增加女性荷爾蒙。食用大豆食品、大豆異黃酮，作用和雌激素相似的雌馬酚確實會增加，不過那也只是「相似」的物質。由於雌激素是從膽固醇中被代謝出來，因此不要過瘦才是維持適量女性荷爾蒙的祕訣。

Column

抱著輕鬆心情試試看

隨女性科技而改變的月經

近年來，女性科技成為備受注目的新潮流。女性科技是由「Female（女性）」和「Technology（科技）」所組成的詞，**意指利用科技來解決女性健康課題的產品及服務**。女性的健康課題有月經週期、經痛、性健康、不孕、更年期症狀等，涵蓋範圍相當廣。而主要**針對這些各式各樣的煩惱所打造，將自我健康管理化為可能的女性科技**，無疑是一項非常貼心的發想。

在日本，目前也開始出現一些管理月經週期和排卵日的APP，以及吸收經血的吸血褲、鍛鍊骨盆底肌群的健身球、情趣用品等各式各樣的用品和服務。

此外，隨著女性科技的普及，現在也開始有了透過線上看診，開立低劑量口服避孕藥的服務，控制月經也因此變得不再那麼遙不可及。在不久之前，人們對於口服避孕藥還總是抱著「那是用來避孕的可疑藥物」的強烈偏見，然而**如今在醫療的世界裡，人們已將其視為能夠視需要控制月經這個女性的重大課題，並且能夠預防子宮內膜異位症等疾病的有效藥物**。不僅如此，現代女性也逐漸對這類口服避孕藥有了正確的認知和理解。

在女性進入社會、建立生涯規劃的過程中，月經和懷孕是無論如何都必須去面對的課題。各位不妨也試著積極地活用女性科技，幫助自己度過更加愉快充實的人生吧！

月經的革新

隨著女性科技的普及，各企業紛紛推出許多減少月經相關的負面元素、劃時代的革命性商品。請務必試著找出適合自己的產品，幫助自己積極正向地面對月經。

吸血褲

隨著纖維技術進步而登場的吸血褲。因為具備好幾片衛生棉的吸收量，可以長時間吸收經血，所以不需要很麻煩地頻繁更換衛生棉，也不用擔心經血外漏！而且不會製造垃圾，因此不僅對環境友善，在經濟方面也能省下不少開銷。

RECOMMEND!

MOON PANTS 日用黑蕾絲（底布：紫色）

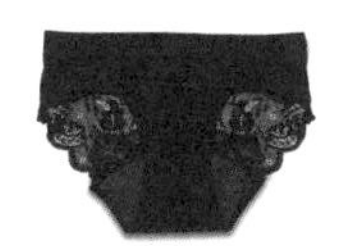

一件內褲的經血吸收量相當於2～3片衛生棉。經過半永久的抗菌加工，可預防異味和悶熱潮濕，而且也很有設計感。吸收量為10～15ml。5280日圓／MOON PANTS

月亮杯

將醫療用矽膠材質的柔軟小杯子置入陰道內，接收經血的產品。平均可連續使用4～12小時，減少更換的麻煩。因可確認經血量，也很適合用來進行健康管理。由於是在陰道內接收經血，因此不會引發接觸性皮膚炎，或產生悶濕、異味。可重複使用非常經濟划算！

RECOMMEND!

蘇菲 Soft Cup

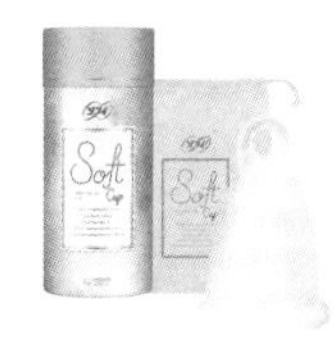

可連續使用4～8小時。材質柔軟，連新手都能輕易上手。外觀為無色透明，能夠將經血量一目了然。耐用年數約3年，超級經濟划算！附方便取出的把手。25ml。5479日圓／蘇菲

營養輔助食品

受到女性荷爾蒙的變化影響，人體會產生多達200種的PMS（經前症候群）症狀。許多人的身心都會在經前產生變化，而其中有些人就只是一味地忍耐著。不同的症狀有不同的應對方法，除了依賴藥物外，服用營養輔助食品也是一個不錯的選擇。

RECOMMEND!

tocoelle

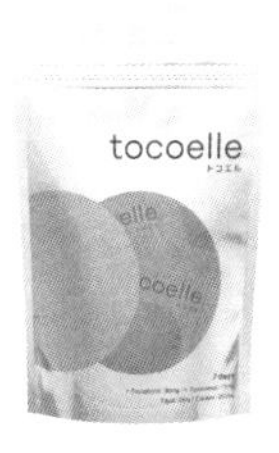

除了含有能夠舒緩經前身心變化的一種維生素E「γ-Tocopherol」之外，還添加了雌馬酚、鈣等成分。7天份1296日圓／大塚製藥

私密處保養的革新

私密處的煩惱過去一直被當成「不該張揚的事情」，擱置不管。不過隨著女性科技的普及，這股風潮重新受到檢視，幫助女性舒適度日的保養產品也陸續登場。

專用保養產品

私密處明明是容易產生接觸性皮膚炎、搔癢等問題的敏感部位，過去人們卻始終缺乏特別針對私密處進行保養的觀念。直到近幾年，低敏沐浴乳、預防肌膚問題的乳液等專用保養產品，才逐漸受到大眾矚目。尤其是排卵日或經期前後，應該有不少人都會有私密處的問題。想要保持清潔健康的肌膚，就要從日常的保養開始做起！

RECOMMEND!

Feminine Wash Multi-Benefit Simply Sensitive

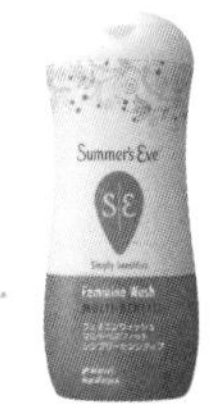

配合肌膚pH值的弱酸性專用沐浴乳。添加乳酸和益生菌成分，光是清潔便能發揮保濕&調整膚況的效果。237ml。880日圓／Summer's Eve

性健康的革新

所謂「性健康」是一種認為要保持身心健康，也需要擁有性愉悅的概念。像是自我歡愉、陰道鍛鍊等，女性也能積極進行自我保健的時代已然來臨。

自我歡愉用品

過去的自慰用品幾乎都是為了男性而設計，不過最近能夠讓女性沒有罪惡感地享受歡愉、造型可愛的玩具也慢慢增加了。自慰用品已經從以往人們眼中「不可告人」的東西，逐漸變成無須害羞、能夠理所當然地享受的存在。

RECOMMEND!

iroha（HANAMIDORI）

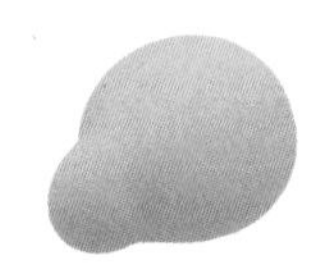

以觸感柔軟的材質製成的女性自慰用品。透過細緻的震動，溫柔地帶領女性邁向性高潮。有插入式和夾入式等，款式非常豐富，可依喜好選擇這一點非常貼心。充電完畢後可運作90分鐘。7480日圓／iroha

Chapter

3

發揮子宮力的自我保健方式

健康的子宮源自於健康的身體。
在這個章節裡，將會教導各位
如何找回身體原有的力量，
進而發揮子宮力。
其實在日常生活中，就有許多
自己可以實行的保健方式。

妳有做到嗎？重新檢視一下吧

發揮子宮力的日常「7大基本守則」

首先來檢視打造健康的身體和子宮的7大項目。雖然這7項每一個都非常基本，不過沒做到的人恐怕意外地多喔？

① 睡眠充足

能夠消除身體疲勞、補充能量的睡眠，品質比時間長短來得重要！

→P120

- □起床後有熟睡感
- □早上感覺神清氣爽
- □白天不會想睡覺

② 飲食均衡

飲食如果不均衡，「血」的循環就會變差，進而容易引發婦科問題。

→P108～P117

- □每天都會吃早餐
- □飲食方面有考慮蛋白質、脂質、碳水化合物的平衡
- □不會只吃肉，也會經常吃魚

③ 有活動身體的習慣

只要持續定期運動去刺激肌肉，全身的血流就會順暢，打造出血循良好的健康身體。

→P124

- □每天都會盡可能抽時間活動身體
- □每天都走超過1萬步
- □有喜歡的運動

④ 沒有會讓身體發冷的生活習慣

身體一旦發冷，「血」的循環就會惡化，處於容易引發婦科問題的狀態。

→P106

- □手腳不會冰冷
- □會刻意食用薑等溫暖身體的食材
- □有運動習慣

⑤ 有能夠消除壓力的嗜好

慢性壓力會使得調整維持生命所需之功能的自律神經失調，讓「血」的循環變差！

→P122、P130

- □有可以轉換心情的興趣或運動
- □有睡前放鬆的習慣

⑥ 適度攝取甜食和飲酒

攝取過量醣類所造成的血糖震盪和過度飲酒，是造成自律神經失調的原因。

→P82、P84

- □在不過量的前提下享受飲酒樂趣
- □沒有每天吃甜點的習慣

⑦ 戒菸

抽菸這個習慣會讓子宮、卵巢的功能低下，也會提高罹患子宮頸癌的風險。請務必戒菸！

- □完全沒有抽菸的習慣
- □以前會抽菸，但是現在戒掉了

「身體」的「血」循環良好，子宮也會健康

許多婦科問題都是源於血循不佳

想要提升子宮力，光著眼於子宮是不夠的，同時還**需要打造出「血」循環良好、能夠「排出老廢物質的身體」**。這裡所說的「血」並非單指血液，而是中國自古流傳下來的中醫所說的「血」。中醫認為，人的身體是由代表能量的「氣」、代表營養和血循的「血」，以及代表滋潤的「水」這三個元素所構成，而這些元素在體內平衡地循環是最理想的狀態。假使有一個遲滯，那麼整體就會失去平衡，引發不適。

其中，「血」和子宮的健康也有非常密切的關聯。血會一邊將氧氣和營養運送給全身的細胞，一邊回收不需要的物質，將其排出體外。所以**一旦血循遲滯，不僅營養無法到達全身，不需要的物質也會堆積在體內，形成血液濃稠的「血瘀」。血瘀容易引發婦科問題，招來經痛、月經不順等症狀**。

再加上，女性每逢經期都必須經歷子宮內膜剝落、出血，「血循」於是就更容易遲滯，造成血瘀。請從平日起便養成維持能夠促進血循的生活習慣，以打造能夠排出老廢物質的身體為目標。改善血瘀的方法非常簡單，請各位務必參考自P106起所介紹的內容，付諸實行。

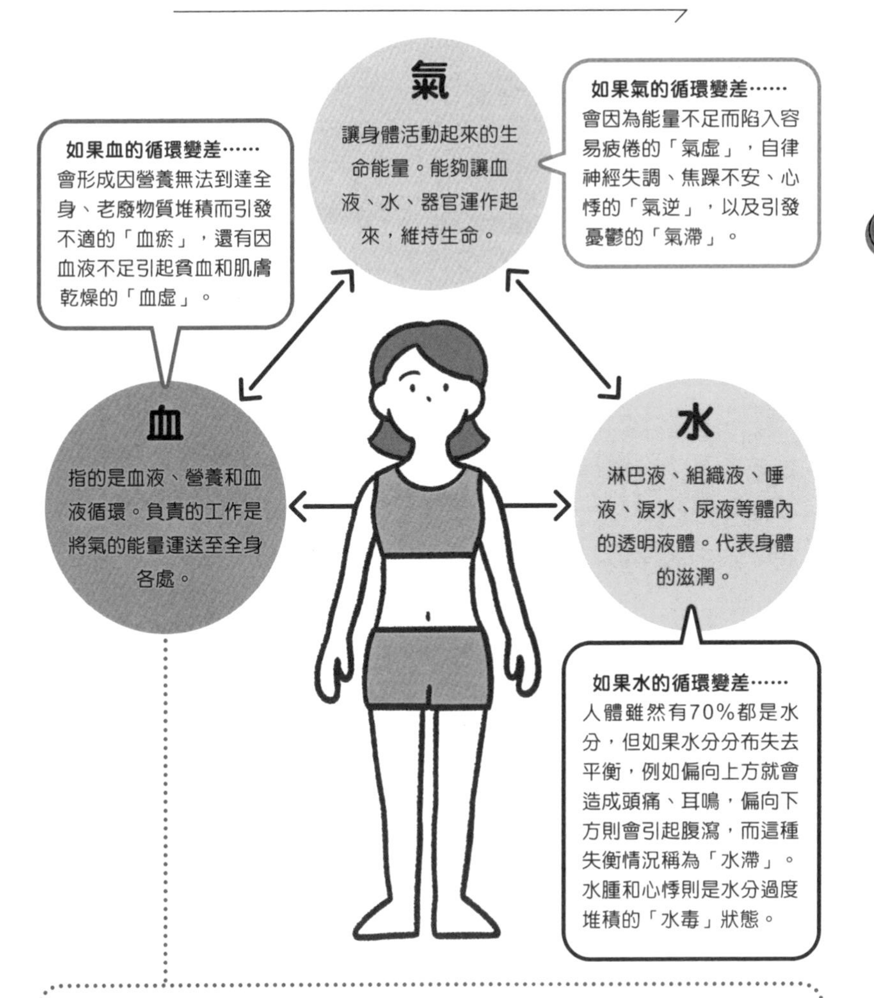

導致月經異常的「血瘀」是什麼？

「血」循環不佳的血瘀，是一種營養無法到達手腳末梢、新陳代謝緩慢的狀態。不需要的老廢物質堆積在體內，也會對子宮帶來不良的影響。例如經血變成暗紅色或是出現血塊，甚至導致經痛、月經不順等症狀的產生。此外，「血」和「氣」之間會密切地互相影響，「血」的循環也會受到「氣」的狀態左右。

在平常喝的紅茶裡撒一點香料，促進「血」的循環

改善血瘀，讓子宮力UP！

手腳冰冷、肩頸僵硬、頭痛、便祕、皮膚粗糙、黑斑、暗沉，這些都是「血」濃稠遲滯、新陳代謝低下的血瘀之人常有的症狀。其中，身體的末梢和下半身的血流尤其容易遲滯，有時還會發生足部冰冷、上半身卻很燥熱的上熱下寒症狀。

能夠有效改善血瘀的方法，就是使用可促進「血循」的香料。尤其以肉桂、番紅花、黑胡椒、薑黃的效果極佳而且使用方便，十分推薦。只要在紅茶等平時飲用的熱飲中加一點，就能打造出「血循」良好的身體！

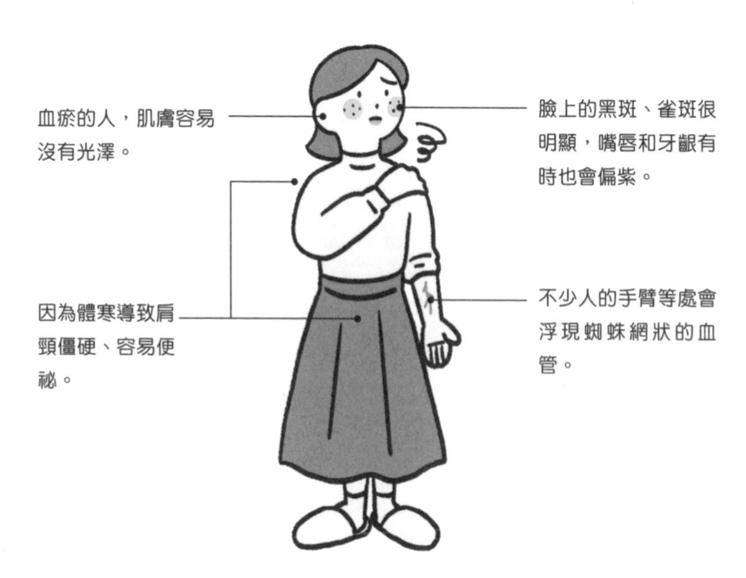

推薦給血瘀女性的香料

肉桂

非常適合搭配紅茶的經典香料。具有促進血液循環的作用，是中藥中為人所熟知的生藥桂皮。富含修復血管的有效成分肉桂醛。可有效舒緩體寒、肩頸僵硬、經痛。

番紅花

這種生藥除了能促進「血」的循環，也有改善經痛、更年期障礙等的效果。只要在茶杯裡放入10根番紅花再注入熱水，番紅花茶就完成了！

黑胡椒

非常為人所熟悉的辛香料。和奶茶搭配起來十分對味，能夠品嘗到成熟的大人風味。具有擴張血管、促進血流，幫助體內產熱的效果。

薑黃

著名的中藥生藥之一。具有抗氧化作用，能夠降低血中膽固醇，改善「血」的循環。建議溶於水中，泡成一小杯飲用最方便。

在香草茶中加入上面的香料也很棒！
紅茶可選擇喜歡的種類，或改成南非國寶茶也OK

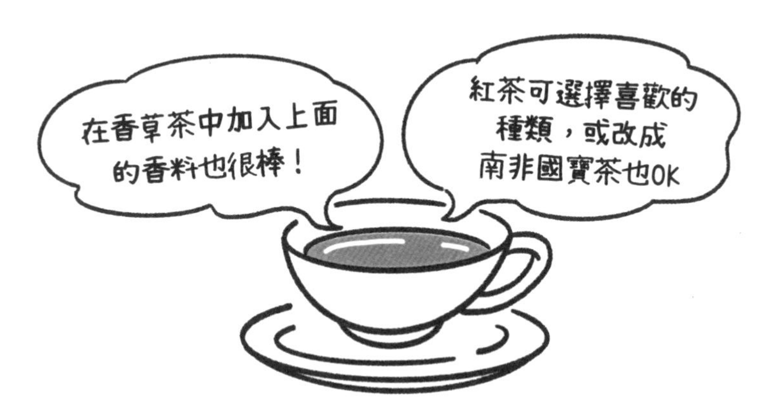

想要保養子宮，就要常備鯖魚罐頭和洋蔥

備齊有效抗血瘀的食材，讓廚房成為醫藥箱

「廚房就是醫藥箱」這樣的想法源自於中醫裡面的藥膳，也就是透過適當的挑選方式和烹調方式，讓廚房裡的普通食材發揮足以媲美藥物的效果。**即便不服用中藥，只要改變日常的飲食，照樣能夠大幅改善不適症狀**。而且這種飲食法不需要擔心產生副作用，非常適合用來進行自我保健。

如果想要預防、改善「血循」不佳的血瘀，常見的鯖魚罐頭和洋蔥是非常有效的食材。從營養學的觀點來看，洋蔥是公認具有清血效果的藥物食材，至於**鯖魚則富含能夠促進血流的DHA（二十二碳六烯酸）、EPA（二十碳五烯酸）等Omega-3脂肪酸**。而且鯖魚罐頭不僅保存期限長，又是將新鮮的魚瞬間加工裝進罐頭裡，因此能夠攝取到完整的營養素。能夠同時吃到這兩種食材的「鯖魚洋蔥絲沙拉」最適合用來改善血瘀！此外，沙丁魚、柳葉魚、韭菜、青江菜、黑砂糖等食材也都具有改善血瘀的效果，各位不妨常備在冰箱中做成料理。

有血瘀的人要小心過度攝取脂肪。攝取太多肉類、炸物、奶油類等，會導致血流遲滯的狀況更加惡化。除了攝取適量的脂質外，也別忘了要搭配蔬菜一起食用。

鯖魚洋蔥沙拉

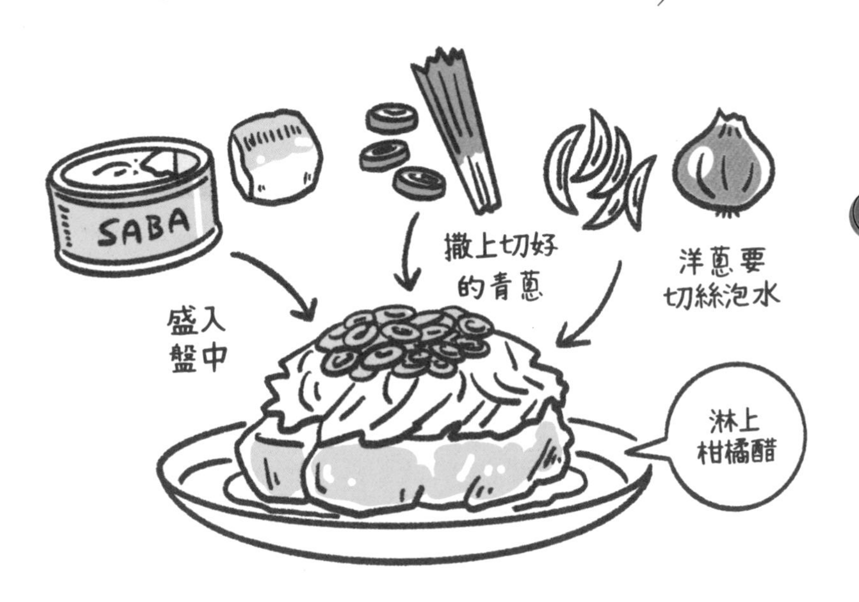

將鯖魚罐頭盛入盤中，放上生的洋蔥絲和青蔥末，最後淋上柑橘醋就完成了！洋蔥只要事先泡在水裡幾分鐘就能去掉特有的辛辣味，變得非常順口。這道料理的味道清爽，可以當成一道沙拉來享用。

對血瘀有效的食材有這些

- 沙丁魚
- 韭菜
- 巴西里
- 油菜
- 青江菜
- 黑砂糖
- 柳葉魚

吃「黑色食物」對子宮有益的原因

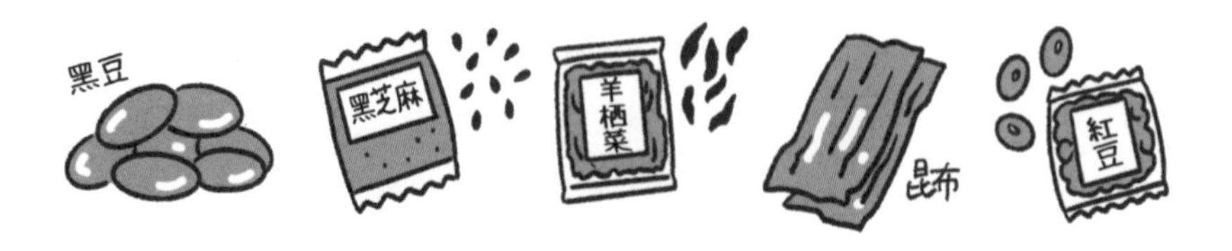

子宮力相當於東方醫學的「五臟」中的「腎」

在東方醫學中，除了P104介紹過的「氣」、「血」、「水」之外，還有另一個支撐身體的重要支柱，那就是「肝」、「心」、「脾」、「肺」、「腎」這五臟。這五臟並不是指器官，而是將身體的功能和作用分為五種。**其中希望各位特別注意的是「腎」。「腎」的功能是儲存生命力，掌管生長發育、老化、水分調節，和控制排卵、月經等生殖功能的子宮關係密切**。腎一旦衰弱，子宮的功能就會降低（五臟分別有其容易虛弱的季節。肝是春天，心是夏天，肺是秋天，腎則需要在寒冷的冬天好好養護）。

因此，我們需要積極食用能夠強腎的黑色食物。**黑豆、黑芝麻、羊栖菜、昆布、紅豆、牛蒡等等，這些食物具有很高的營養價值和抗氧化作用，而且富含礦物質和維生素，有助於造血及增強能量**。只不過，維持五臟整體的平衡也很重要。切記不要只保養腎，而要攝取對五臟皆有益、營養均衡的飲食。

「氣、血、水」的循環與五個臟器

意指讓氣血順暢流通的調節功能，會受到自律神經、情緒、壓力的影響。相當於西方醫學中肝臟、膽囊的功能，負責循環、代謝、發散、排泄、解毒、儲存血液和供給營養。

- 春天時特別衰弱
- 適合食用帶酸味的食物
- 綠色食物有養肝效果
- 菠菜、小松菜、山茼蒿、韭菜、綠花椰菜、大蔥、芹菜、蘆筍、酪梨

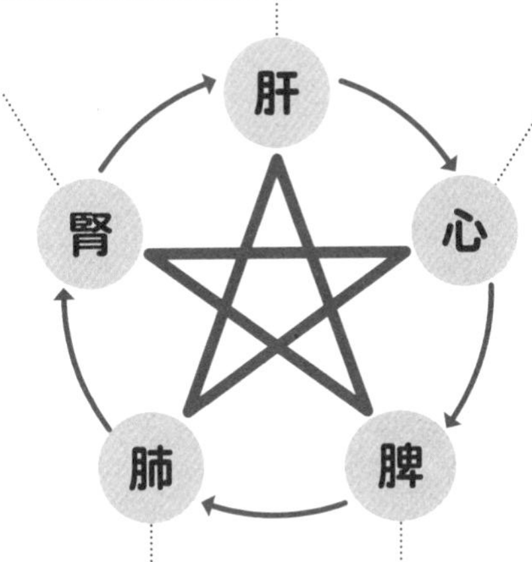

儲存生命力，掌管水分調節、生殖、生長發育、老化。和排卵、月經關係密切。

- 怕寒冷的天氣和身體發寒，所以冬天時特別衰弱
- 適合食用帶鹹味的食物
- 黑色食物有養腎效果
- 黑豆、黑芝麻、羊栖菜、昆布、紅豆、香菇、海苔

負責調節血液循環、大腦和精神活動（意識、思考等），以及調整清醒和睡眠的節律、管理體溫等，是各種身體功能的司令部。

- 夏天時特別衰弱
- 適合食用帶苦味的食物
- 紅色食物有養心效果
- 苦瓜、紅蘿蔔、番茄
- 牛肉、馬肉、豬肉、鮪魚、鰹魚、鮭魚

意指保護身體不受外界侵擾的防禦作用。亦掌管呼吸、水分循環、皮膚、免疫功能。

- 秋天時特別衰弱
- 適合食用帶辣味的食物
- 白色食物有養肺效果
- 雞肉、白肉魚、山藥、蕪菁、白蘿蔔、洋蔥、蘋果、茄子、烏賊、螃蟹

意指補充生命力的場所，和消化吸收、增強及維持肌肉有關。此外，也有避免血液溢出血管外的調節作用。

- 梅雨季節時特別衰弱
- 適合食用帶甜味、味道清淡的食物
- 黃色食物有養脾效果
- 蛋黃、南瓜、玉米、橘子、柿子、柳橙、水蜜桃

「腎」是生命力的泉源

掌管子宮和卵巢等生殖器的健康！

黑豆

富含鐵質和葉酸等礦物質、維生素B群。有助於造血、強化腎功能。也含有許多作用類似於女性荷爾蒙的大豆異黃酮，能夠幫助子宮正常運作。黑色素是具有抗氧化作用的花青素，有美肌和預防老化的功效。

食用方式

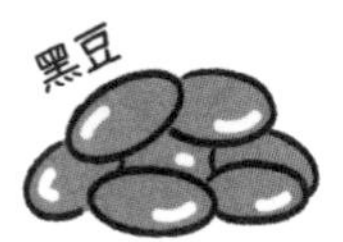

只要在水中加入黑豆和適量鹽巴，就能輕鬆煮出可以完整攝取到黑豆營養素的黑豆汁。連同黑豆一起吃當然也很好。對於改善血瘀非常有效。黑豆汁也可以用來漱口。

黑芝麻

具有強化肝腎功能的食材。黑色的皮裡富含能改善血流的花青素，此外也含有功用類似女性荷爾蒙，有助於子宮維持正常運作的芝麻素。也富含維生素E、不飽和脂肪酸、鐵質、鋅等礦物質，能夠有效改善血液循環。

食用方式

只要撒在小菜、米飯、蔬菜上就能享用，非常方便。加入牛奶等飲料中味道也很搭。磨成粉之後，營養吸收率會更加提升。

紅豆

能夠有效率地攝取到具強大抗氧化作用，有助維持腎功能的多酚。皂苷和鈣能幫助腎臟發揮解毒作用，排出鹽分和多餘水分，改善血循。此外也含有能幫助產生能量、消除疲勞的維生素B1，以及作為造血原料的鐵質。

食用方式

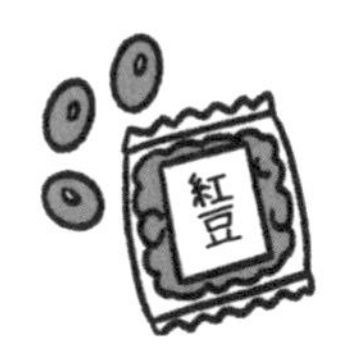

由於只要放入鍋中熬煮就會輕易軟化，因此最適合做成燉煮料理。建議不加入砂糖，將南瓜和紅豆一起熬煮，或是做成只用水煮的紅豆湯。

羊栖菜

富含作為造血原料的鐵質、能改善血循的鎂，以及鈣等礦物質！有促進血流、提高新陳代謝、維持腎功能的效果。此外也含有豐富的膳食纖維，有助於將多餘老廢物質排出體外。

食用方式

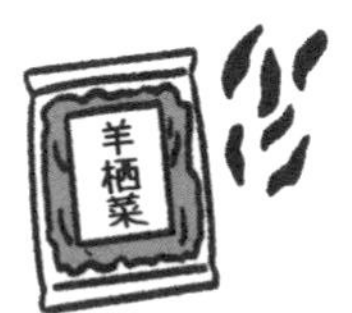

建議選擇只要撒在白飯上就能享用的羊栖菜香鬆。如果要做成料理，使用乾燥羊栖菜會比較方便。若要製作滷羊栖菜，那麼只要加入紅蘿蔔和調味料燉煮一下就好！

直接提升子宮力。溫暖身體的經典食材：薑的聰明吃法

含有能從體內溫暖起來的薑辣素！
傳授進一步提高其效能的方法。

薑是能夠溫暖身體的經典食材。其中所含的辛辣成分薑辣素，除了有祛寒效果外，還有促進血流、殺菌等各式各樣的功效。事實上，**薑只要經過加熱、乾燥，薑辣素就會轉化成名為薑烯酚的有效成分，帶來更強大的效果**。在中藥中，除了生的「生薑」，把薑蒸過再乾燥的「乾薑」也是經常被使用的材料。

薑烯酚有刺激腸胃、促進血流，讓體內深處產熱、由內而外溫暖起來的作用。乾薑可以輕鬆自製，而且保存期限長，建議不妨作為家中常備的食材。

薑的兩種作用

薑辣素

生薑中所含的有效成分。能夠擴張血管，促進血流，溫暖身體的末梢。此外也有殺菌和活化免疫細胞的功效，有助於提升免疫力。由於有提高代謝的作用，對於減肥也有效果。

薑烯酚

將薑辣素加熱、乾燥後產生的有效成分。能夠刺激腸胃、促進血循，由內而外地溫暖身體。也能有效抑制引起經痛的前列腺素的作用！

乾薑的作法

皮要保留！
切成
2mm左右
的薄片

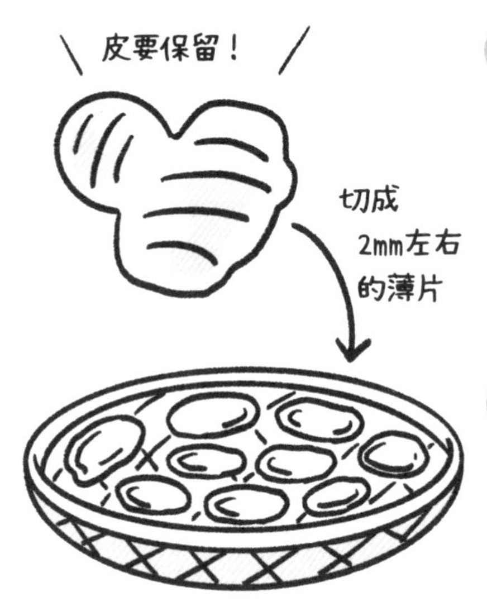

① 沿著切斷纖維的方向，將生薑連皮切成厚約2mm的薄片。平鋪在篩網上，置於通風良好的室內乾燥約1星期。只要移到耐熱盤中、覆上保鮮膜，用600W的微波爐加熱約3分鐘，之後就會乾燥得比較快。

② 等到薑片變得乾巴巴，縮小成原本的1/10，而且摸起來沒有水分就完成了。最好放入夾鏈袋等可以密閉的袋子或瓶子裡保存。可保存1個月左右。

使用訣竅

放入冷水或熱水中等一下，薑片會慢慢泡開並且釋放出薑烯酚成分。只要在早上等身體容易發冷的時間帶，用白開水或茶浸泡飲用，身體就會慢慢溫暖起來。

也能做成梅子番茶！

和煎茶、焙茶相比，番茶中只含有大約一半會讓身體冷卻的咖啡因，因此非常適合和具有祛寒效果的乾薑一起搭配飲用。梅乾則是富含能消除疲勞的檸檬酸，可以讓身體恢復活力。

番茶1杯（200ml左右）
梅乾中型1顆
醬油1小匙
乾薑

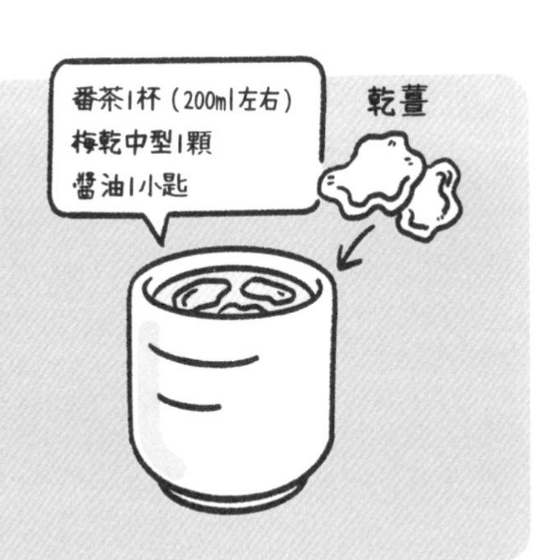

能夠溫暖身體、提升子宮力的食材不只有薑

「熱性」、「溫性」食材也是好夥伴

在挑選食材時，妳是否想過這是會溫暖身體，或是讓身體冷卻的食材呢？在藥膳世界裡，所有食材都被分類為會讓身體溫暖或冷卻的性質。具體而言共分為以下五個階段：充分溫暖身體的食材是「熱性」，適度溫暖的食材是「溫性」，充分冷卻的食材是「寒性」，適度冷卻的食材是「涼性」，不屬任何一方的中間食材則為「平性」。

在這五種性質中，女性**無論哪個季節都應積極食用「熱性」、「溫性」食材**。此外即便是「熱性」、「溫性」，生的蔬菜和水果、生魚片還是容易讓身體發冷，所以加熱烹調後再食用較為理想。

藥膳溫暖、冷卻身體的性質

寒	涼	平	溫	熱
最容易讓身體冷卻的性質。有發散體熱、解毒的作用。	排除體熱，補水滋潤。可改善「水」的循環，促進代謝。	沒有溫暖或冷卻作用的中庸性質。平性食材有良好的滋養強壯效果。	適度地溫暖身體，讓「氣」、「血」平穩地循環。能夠消除疲勞，讓身體恢復活力。	利用強烈的發熱作用促進發汗，提高新陳代謝。也是具有興奮作用的食材。

如果是寒、涼食材……

經過加熱烹調後，冷卻作用會減弱。只要將少量寒涼食材充分地加熱烹調，並且和溫性或熱性食材一起食用，就不用擔心會讓身體發冷。

如果是溫、熱食材……

經過加熱烹調後，溫熱效果會更加提升。身體容易發冷乾燥的人要用汆燙、煮、蒸的方式料理；身體容易發冷水腫的人則用煎的方式烹調。

寒 性	涼 性	溫 性	熱 性
番茄	芹菜	薑	胡椒
苦瓜	小黃瓜	蔥	山椒
櫛瓜	萵苣	洋蔥	肉桂
蓮藕	白蘿蔔	大蒜	八角
海藻類	茄子	南瓜	丁香
蒟蒻	菠菜	紅蘿蔔	
豆腐	小麥	韭菜	
螃蟹	蕎麥	雞肉	
章魚	鴨肉	羊肉	
香蕉	蘋果	鮭魚、竹筴魚、沙丁魚	
哈密瓜	草莓	黑糖	
		醋	
		酒	

＊辣椒雖然也屬熱性，能夠強烈地溫暖身體，但由於同時也會促進發汗，導致熱能散出體外，因此不適合用來讓身體增加溫暖度。

幫助發揮子宮力的三個穴道

穴道位在於體內循環的「氣」和「血」的通道上。刺激穴道能夠促進「氣、血、水」的流動，讓身體的循環變好。很多穴道都有助於緩解婦科問題，各位不妨試著靈活運用。按壓穴道是最輕鬆方便的作法，不過使用溫灸器溫熱穴道能夠帶來更好的效果。一般藥局也有販售溫灸器具組，讓我們在家也能夠自我保健。

穴道的按壓方式

用手指花5秒鐘緩慢地按壓穴道，然後靜止3秒再緩慢鬆開。重複相同動作3～5次。按壓的強度以自己覺得舒服為準，切記不要用力過猛。在有症狀時按壓穴道尤其有效。

溫灸的作法

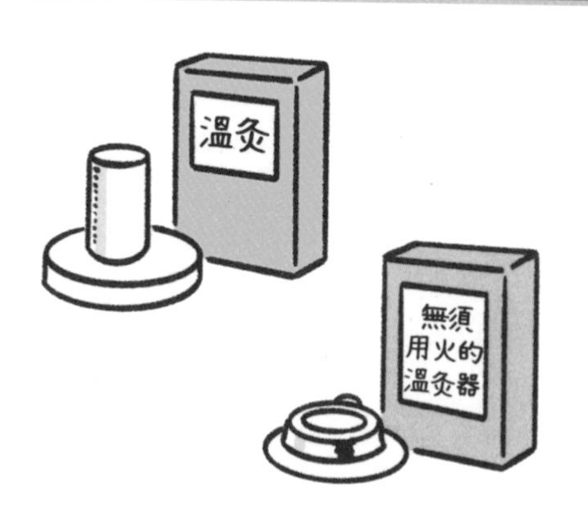

撕掉溫灸器底座的貼紙，點火後貼在穴道上即可。市面上也有無須用火的黏貼式溫灸商品，可依個人喜好挑選。由於溫熱的程度也可以選擇，新手可以從刺激感較小的款式開始挑戰。使用訣竅是放置到產生微燙的刺激感為止。

①「三陰交」

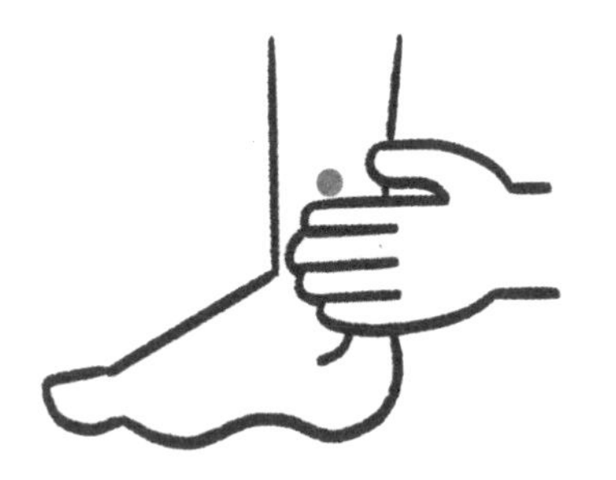

位於內側腳踝往上四指處。被稱為是婦科要穴，有改善婦科症狀、更年期障礙的效果。能夠增加血流，促進循環。

②「血海」

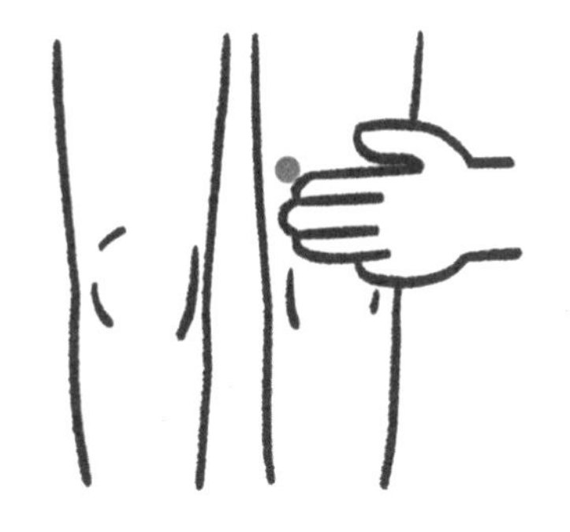

位於膝蓋內側的骨頭往上三指處。和三陰交一樣能夠增加血流、消除貧血，促進循環。此外也有改善血瘀的效果，對於經痛、月經不順、更年期障礙也有效。

③「合谷」

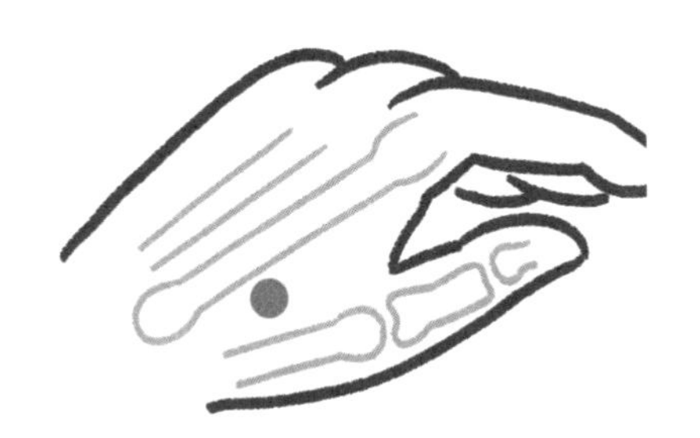

手背上位於大拇指和食指之間的穴道。是能夠讓身體恢復元氣的萬用穴道，此外像是舒緩壓力、憂鬱等，也能發揮放鬆心情的作用。對於改善手腳冰冷也有效。

提升子宮力的睡眠重點是質大於量

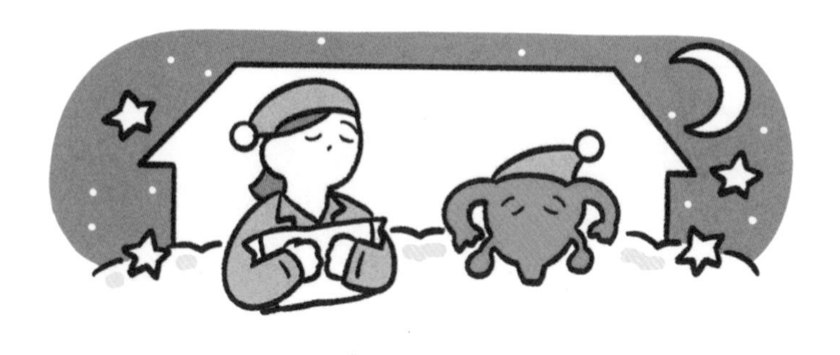

睡眠不足會讓「腎」衰弱

妳每天早上起床後有熟睡感嗎？**睡眠的重點是質大於量。假使睡了很長的時間熟睡感卻很低，那就表示睡眠品質很有可能下降了**。

睡眠是消除身心疲勞、儲備能量和營養的重要時間，一旦睡眠不足，五臟之中的「腎」就會衰弱。如同P110所提到的，腎和保持生命力、精力，以及月經、排卵等生殖功能有密切關聯。**假使陷入腎虛的狀態，全身就會缺乏能量，下半身的器官也會無法正常運作，進而導致子宮力低下及婦科問題的產生**。

理想的睡眠時間是7～8小時，不過想要讓腎維持健康，重點還是在於熟睡感。平時覺得自己淺眠的人，請試著實行右頁的「打造舒適睡眠的7大祕訣」。重點在於早上的生活方式，以及傍晚之後要讓副交感神經處於優勢！

打造舒適睡眠的7大祕訣

① 不用過度執著「何時就寢」

覺得睏了再睡。如果太執著於幾點睡覺，反而可能會讓腦袋清醒結果睡不好。

② 睡前4～5小時避免攝取咖啡因、飲酒

將燈光調暗，利用泡澡或伸展來放鬆身心。避免攝取咖啡因、酒精和抽菸。

③ 床和被窩是聖地，只在睡覺時使用

養成要睡覺了才上床的習慣。這樣能將大腦切換成睡眠模式，自然而然地產生睡意。

④ 每天早上固定時間起床

在固定的時間起床，能幫助睡眠節律維持規律，容易入睡。避免假日補眠和早上賴床。

⑤ 早上起床後先沐浴陽光

起床後馬上見到陽光，能夠重新設定錯亂的生理時鐘，讓身體在14～16小時後產生睡意。

⑥ 務必在固定時間吃早餐

每天都在固定時間吃早餐，有助身心恢復清醒、生理時鐘規律運作，睡眠節律也能保持穩定。

⑦ 午睡在15點之前結束。小睡約20分鐘即可

短暫的午睡可讓頭腦恢復清晰。如果睡超過30分鐘，反而會讓腦袋進入休息模式，造成反效果。15點之後才午睡也會妨礙夜晚的睡眠，要盡可能避免。

只要自律神經保持平衡，子宮力自然就會提升

自律神經與女性荷爾蒙的密切關聯

下視丘是一邊和卵巢玩傳接球遊戲，一邊控制女性荷爾蒙分泌的大腦司令官。其實這位司令官還有另一項重要的工作，那就是調節自律神經。**自律神經負責管理呼吸、心跳、血流、消化、排泄等，這些生存所不可或缺的身體運作，是體內非常重要的部門**。除此之外，自律神經還會一邊巧妙地切換交感神經和副交感神經，一邊調節一天的活動節律。

下視丘在管理自律神經的同時，也會頻繁地和卵巢保持聯繫，下達分泌女性荷爾蒙的指示，時時刻刻都非常忙碌。假使某一方發生問題，忙著處理問題的下視丘就會瞬間當機！**如果自律神經因為生活習慣紊亂、壓力等因素而失調，與卵巢之間的聯繫就會變得不順暢，導致女性荷爾蒙的分泌變得混亂**。

不僅如此，**倘若壓力讓交感神經持續處於優勢地位，血管就會收縮，讓全身的血流惡化**。換句話說，自律神經失調會對子宮力造成雙重打擊。

如果一整天都處於壓力之中，大腦會無法休息，也很難切換成副交感神經。因此，建議各位可以進行正念冥想，讓大腦休息、放空思緒，如此一來就能切換成副交感神經了。

讓生活配合自律神經一天的運作是關鍵

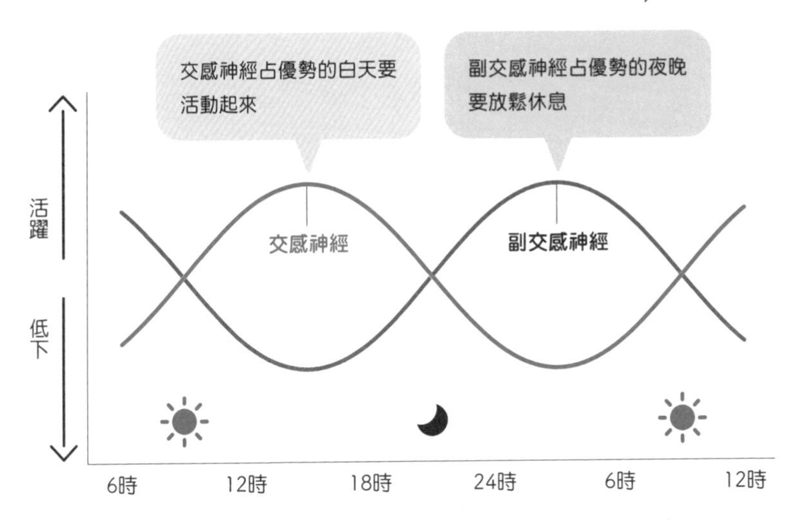

交感神經會在活動力強的白天占優勢，適合睡眠的夜晚則換成副交感神經占優勢。配合自律神經的節律生活非常重要。

睡前5分鐘的正念冥想

在浴室做冥想浴

燈光要昏暗，最好點蠟燭
水溫為38～40℃
發呆或使用五感皆可

將浴室的燈光轉暗，以38～40度的熱水浸泡到肩膀的位置。半閉上眼睛，3秒吸氣、5秒吐氣，專注在自己的呼吸上。像是熱水晃動的聲音等，將意識集中在周遭的細微聲響上更能放空思緒。

身體掃描冥想

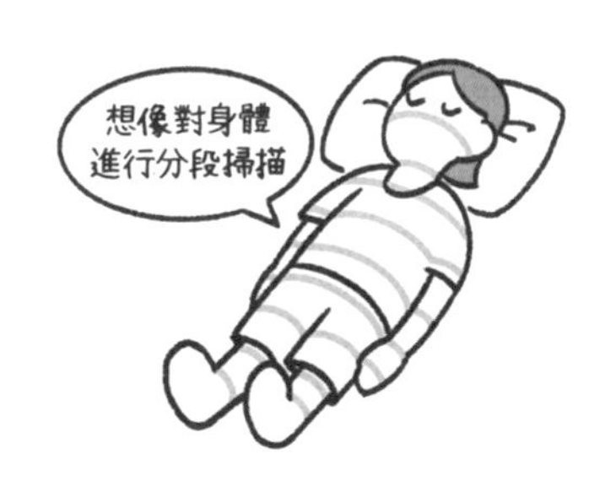

躺在床上，閉上眼睛進行腹式呼吸，同時將意識集中在全身各部位。從頭頂到指尖，由上而下依序將身體分段，慢慢地進行掃描。

一整天都能做！
用「隨時隨地體操」悄悄養成運動習慣

定期運動能夠刺激肌肉、促進全身血流，讓身體的循環變好，此外也有改善自律神經紊亂的效果。如果要養成習慣，建議執行能夠在通勤或做家事時一邊做的「隨時隨地體操」。只要縮緊臀部、邊做邊進行腹式呼吸，就能鍛鍊到支撐子宮的骨盆底肌群等深層肌肉，預防子宮脫垂和陰道脫垂！

外出時

- 在電車上站著，抬放腳跟
- 提前一站下車用走的
- 坐在椅子上縮緊臀部

抬放腳跟

可以在電車內站著執行的腳跟體操。腳尖打開、腳跟併攏，接著挺直背脊，將腳跟抬起後放下。如果不抓吊環，靠自己保持平衡會更有效。

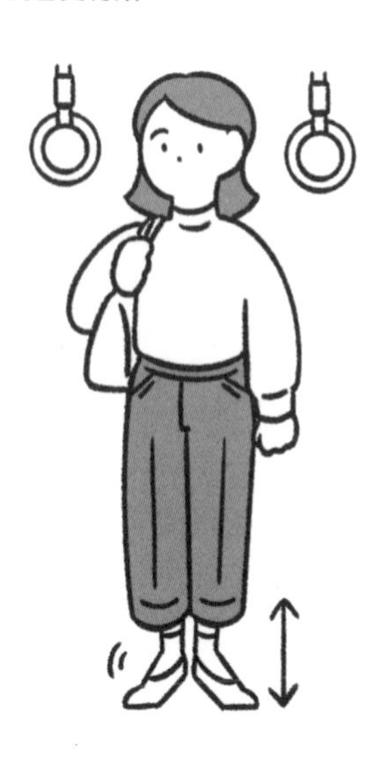

提前一站下車用走的

如果要有效運用通勤時間，可以養成穿運動鞋在前一站下車，走路到公司的習慣。必須穿高跟鞋上班的人，建議把鞋子放在包包裡帶到公司更換。

在家也能做

- 高處的物品要先後仰再拿取
- 跪著擦地
- 用除塵撣去除高處的灰塵
- 邊擦窗戶邊深蹲

拿高處物品時順便活動

拿取高處的餐具等物品時，只要先將上半身向後仰，為深層肌肉帶來負荷，就能鍛鍊到肌肉。在後仰的狀態下停留幾秒更有效果。

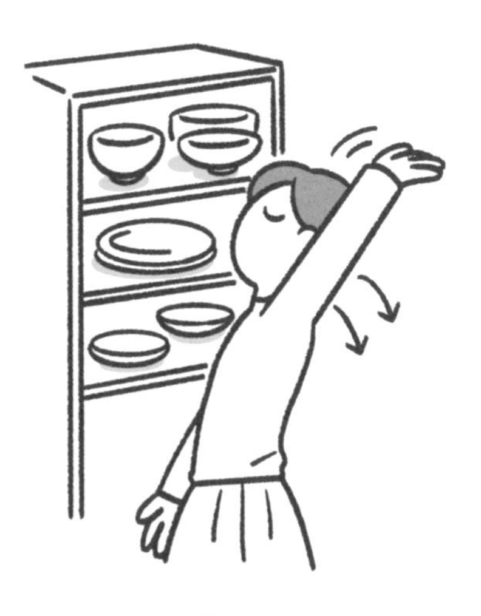

跪著擦地

雙手雙腳著地用抹布擦拭，可以鍛鍊到腿、手臂、腹肌、背肌等全身的肌肉。因為也會刺激到深層肌肉，所以非常適合作為鍛鍊骨盆底肌群的動作。

使用除塵撣

使用除塵撣清潔高處，會為深層肌肉帶來刺激。盡可能將手舉高，將意識放在身體的中心。只要將沒在用的絲襪捲在棒子上，就能夠輕易做出除塵撣。

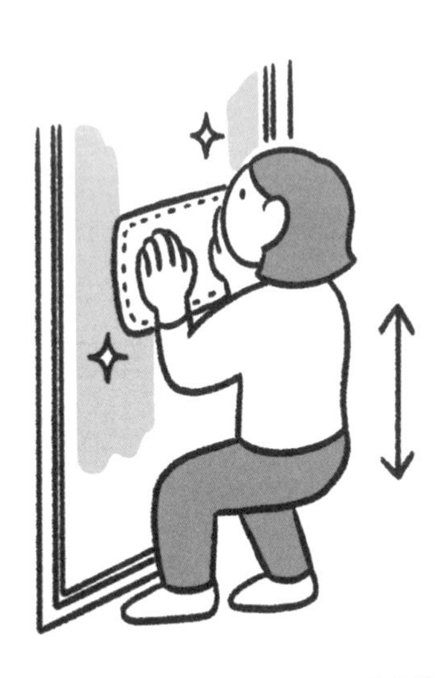

擦窗戶

擦窗戶時不要彎腰，而要將臀部往下坐，上下移動抹布。像這樣反覆下蹲、起立的動作，可以獲得深蹲一般的效果。

和服與子宮的良好關係。想像穿著和服度過一天

步伐小而窄的優美姿勢能帶來健康的身體

請試著想像穿著和服時的姿勢。是不是深層肌肉會用力，並且自然而然地挺直背部呢？由一塊布做成的和服會讓身體的姿勢如實地呈現在外觀上，因此穿上後自然會刻意讓姿勢保持優美。此外，穿和服時因為會繫上粗大的腰帶，所以能夠發揮穩定骨盆、調整姿勢的作用。事實上，穿上和服後的優美姿勢會對子宮帶來良好的影響。

正確的姿勢是要想像有一條線從頭頂往上吊，讓背部整個延伸拉直。接著，身體的中心用力，站的時候要稍微內八、不要讓腳尖往外打開，並且將重心稍微往後放。走路時為避免裙襬亂掉，要小碎步地將雙腿往正前方邁出。

平時只要想像自己「穿上了和服」，重現穿和服時的姿勢，就能刺激到深層肌肉，達到鍛鍊骨盆底肌群的作用。除此之外，像是坐著時挺直背部、撿東西時蹲下來撿，模仿穿著和服時的動作也很有效果。

駝背會讓呼吸變淺、自律神經失調，因此必須特別留意。時時保持穿和服時的姿勢，不僅外表美觀，也會為健康帶來好的影響，可說是百利而無一害。請各位務必養成這項良好的習慣。

和服帶來的好處

1 背部挺直
能夠刺激並鍛鍊到包括骨盆底肌群在內的深層肌肉。
2 繫上腰帶，穩定腰部
繫上束縛住腰部和腹部的腰帶，可以讓骨盆保持穩定，姿勢和走路方式也就會跟著穩定。
3 因為會穿草鞋，所以能充分使用到腳趾
使用腳趾可以活化小腿的幫浦作用，促進全身血流順暢。
4 腹部一帶保持溫暖
纏上腰帶可以暖和腹部和腰部，讓子宮周邊的內臟保持溫暖。
5 併攏雙腿站立。重心維持中立
為了不讓裙襬亂掉，自然會將雙腳併攏、讓重心維持中立，呈現出優美的姿態。

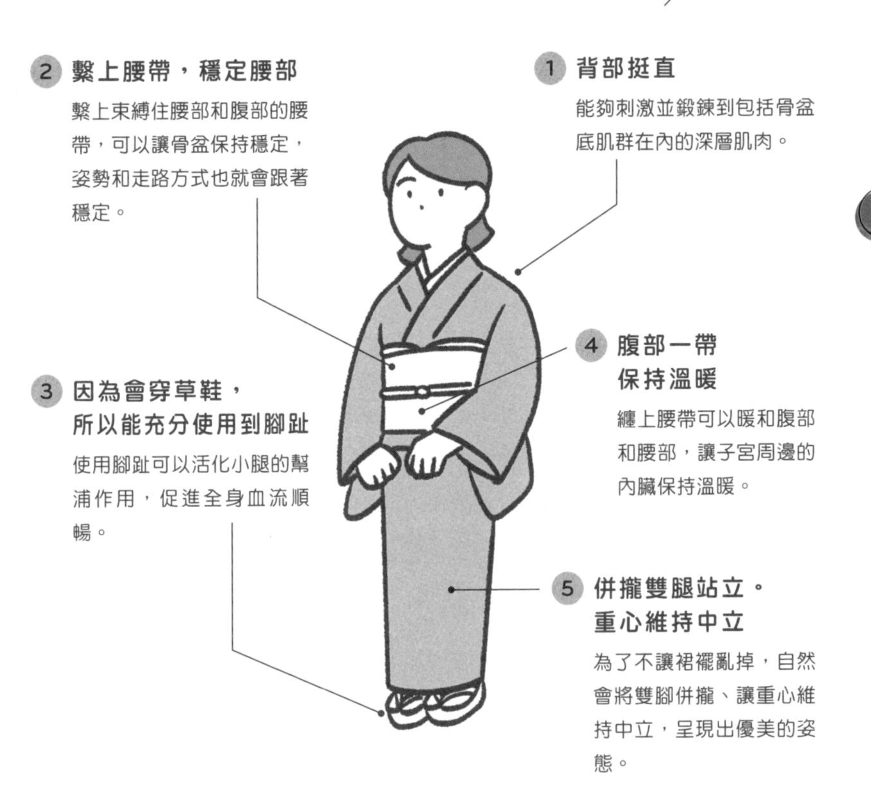

這時也要想像自己正穿著和服

走路時

想像自己正穿著和服，用窄而小的步伐走路。由於這麼做自然而然就會用腳趾著地往前進，因此容易鍛鍊到足底肌肉。

坐椅子時

坐在咖啡店或電車裡時不要放鬆膝蓋，而要想像自己正穿著和服，將膝蓋和大腿併攏在一起。這麼一來姿勢就會非常端正。

撿東西時

撿地板上的東西時，要想像自己正穿著和服，蹲下來撿拾，這樣就能達到深蹲的效果。因為不會彎曲背部，所以也能預防腰痛的產生。

維生素D不足
會讓卵子品質低落!?
建議做手掌日光浴

維生素D的補充是飲食兩成、太陽八成

維生素D可幫助骨骼生長、維持免疫力，並且強化卵子的品質，提高懷孕的機率。事實上，人能夠從飲食中攝取到的維生素D只有兩成，其餘幾乎都是透過照射太陽光來生成。可是，**日本女性因為討厭會造成肌膚老化的紫外線，所以普遍有維生素D不足的傾向**。

因此，我要推薦各位做手掌日光浴。做法是只要讓手掌或手臂內側曝曬陽光就好。除了生成維生素D外，手腳內側的神經照射到陽光也能讓身體不容易發冷。此外，對於調整生理時鐘、荷爾蒙，以及穩定精神也很有幫助。

維生素D與懷孕機率的關係

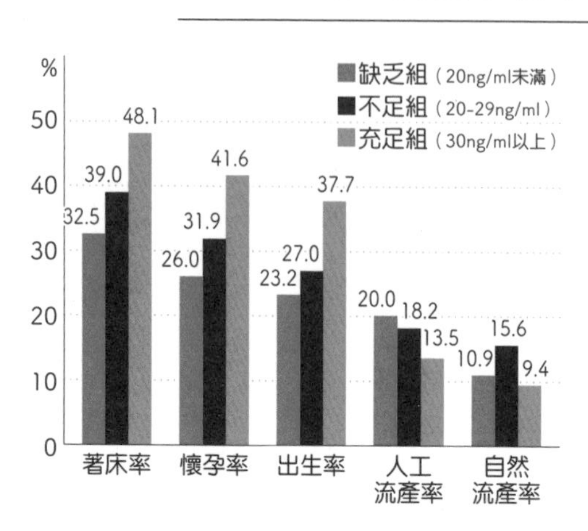

維生素D被認為能夠提高懷孕機率和持續懷孕率。資料顯示，充足者的懷孕機率比缺乏者多了10%，出生率則多了15%。※

※Association of preconception serum 25-hydroxyvitamin D concentrations with livebirth and pregnancy loss: a prospective cohort study　Sunni L Mumford, PhD

如果是手掌就無須擔心曬傷

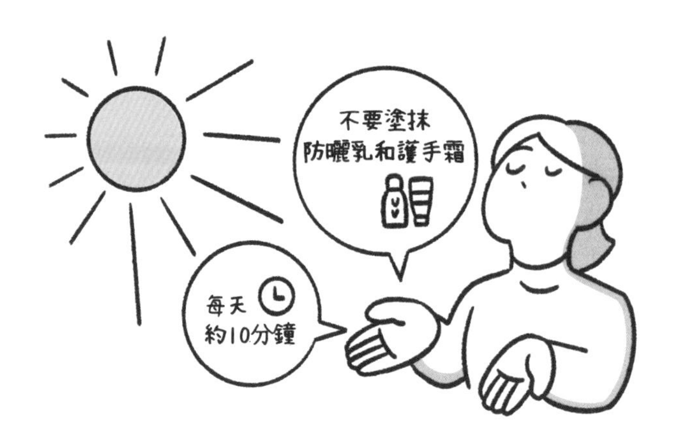

天氣好時，讓手掌或手臂內側曝曬陽光10分鐘。每天持之以恆非常重要。即便是室內，只要開窗就能進行日光浴。由於防曬乳和護手霜會阻擋紫外線，達不到曬太陽的效果，因此請務必直接曝曬。早上11點前曬太陽，還有重新設定生理時鐘的效果。

如果要透過飲食補充維生素D

蛋　鮭魚　鮪魚　沙丁魚　菇類

常見的食材有蛋、鮭魚、鮪魚等。此外像是乾香菇、杏鮑菇等菇類，也都能有效攝取到維生素D。菇類如果搭配油一起食用，吸收率會更為提升。

心靈疲倦時的精神照護

妳是否在忍耐卻不自知呢？

妳的壓力指數檢測表

請在符合自身狀況的項目上畫○。一個○是1分，請計算出總分（滿分為30分），看看妳的壓力指數有多少。

- 經常感冒，而且感冒很難痊癒
- 經常手、腳冰冷
- 手掌、腋下很常流汗
- 有時會突然喘不過氣
- 有時會感到心悸
- 有時會感到胸悶
- 思緒不清晰（頭腦昏沉）、眼睛經常疲勞
- 有時會鼻塞
- 有時會感到暈眩
- 站立時會頭暈
- 有時會耳鳴
- 經常嘴破或出現口腔潰瘍
- 經常喉嚨痛
- 舌頭經常泛白
- 連喜歡的食物也不想吃
- 總是有種食物積滯在胃裡的感覺
- 經常腹脹、腹痛，或是腹瀉、便祕
- 容易肩頸僵硬
- 經常背痛或腰痛
- 疲倦感遲遲無法消除
- 這陣子體重減輕
- 不管做什麼都很容易累
- 經常起床後沒有神清氣爽的感覺
- 提不起勁工作
- 睡不好
- 經常做夢
- 半夜醒來後就很難入睡
- 覺得和人往來很麻煩
- 經常為了小事生氣，或覺得心情煩躁

0～5 ▶正常（今後也請繼續和壓力和睦相處）
6～10 ▶輕度壓力（似乎已經累積壓力了，需要休養）
11～20 ▶中等壓力（壓力指數很高，建議找醫師諮詢）
21～30 ▶重度壓力（不要獨自煩惱，建議至身心科或精神科就診）

參考：桂載作、村上正人（日本大學心療內科）

心靈照護的五大訣竅

① 保留埋首於「喜愛事物」的時間

照護心靈最基本也最有效的方式，就是埋首於自己喜愛的事物。像是「為自己喜歡的偶像加油」、「看連續劇」、「做甜點」等等，只要是自己做了會覺得開心，或是想要嘗試看看的事情都OK。

話雖如此，應該還是有許多女性因為每天過於忙碌，而不由自主地將自己想做的事情一延再延。因此，我想要建議各位將埋首於愛好的時間排入日常行程之中，確實保留下來。比方說「星期天晚上一定要看兩小時喜歡的連續劇」，像這樣自己決定好時間，就能夠如實實行，不會拖延了。此外，向家人宣告、請求大家的協助，執行起來或許會更加順利。想要維持與周遭其他人的人際關係及日常表現，必須先讓自己的精神健康處於良好的狀態！請各位務必要試試看喔。

② 試著分享「喜愛的事物」

「喜愛的事物」除了自己埋首其中，若是能和誰一起分享效果更佳。例如做好餅乾後，請公司同事、媽媽友、家人吃，或是拍照放上SNS。這麼一來，就會比起自己享受要來得加倍喜悅，心中也會充滿自我肯定感。

此外，如果有喜愛的事物，也容易透過那項嗜好建立起新的人際關係。有許多人光是和擁有共通嗜好的朋友開心交談，便自然而然地忘卻不愉快的事情。

③ 找到第三方、第三去處

事前打造出緊急避難場所，對於心靈照護也很有效。假使容身之處有限，生活中變成「只有家人」、「只有職場」，那麼當問題、煩惱產生時就會無處可逃。像是學習才藝、做志工等等，擁有「第三」人際關係和容身之處，會為心靈帶來很大的救贖。近年來，這樣的觀念被稱為「第三方」、「第三去處」，被視為是維持精神健康非常有效的方法，深受矚目。即便拓展得不夠深入，只要廣泛地多打造幾個自己的容身之處，就能維持心靈上的健康。

④ 向安心安全的對象傾吐心聲

就好比日本自古流傳下來的「井戶端會議（譯註：三姑六婆聚在一起閒聊八卦）」這個說法，和別人交談是一種排解壓力、消除煩惱的有效方式。向別人傾訴煩惱就不用說了，就連只是說些無聊的話題彼此笑一笑，心靈也會因此受到救贖。此外還有一點很重要的是，交談的對象要是值得信賴，能夠放心交談的人。家人和感情好的朋友是最理想的，但如果找不到那樣的對象，心理諮商師也是一個不錯的選擇。心理諮商師是「傾聽」的專家，應該可以放心向他傾訴心聲。

⑤ 降低心理諮商的門檻

話雖如此，日本現今的社會風氣依舊讓人不太敢去做心理諮商，有許多都寧願忍耐而不願意去看身心科。心理諮商師是心理學的專家，能夠秉持傾聽、共感、肯定、包容的態度，讓人放心地傾吐心聲。此外，光是聽到心理諮商師保證說「將來一定會好起來」，心情肯定就會輕鬆許多。請不要有「這點小事就去做心理諮商，會不會太小題大作了？」這樣的想法，只要覺得難受，不妨就把心理諮商當成一個選項去嘗試看看吧。

Chapter

4

無論是想生
或不想生寶寶的人
都該知道的
懷孕大小事

子宮最重要的功能就是懷孕，

以及保護養育嬰兒。

從懷孕到生產的這段過程，

充滿了一連串不可思議的事情。

無論將來是否想生寶寶，

每位女性都應好好了解自己的身體。

妳知道懷孕的原理嗎？

懷孕是只會發生在女性身上的重大事件。無論想不想生寶寶，為了做出將來不會後悔的選擇，希望每位女性都能正確了解懷孕這件事。懷孕很簡單嗎？什麼是卵子老化？高齡生產有什麼樣的風險？以下將會深入介紹現代女性想要了解的各種知識。

子宮是用來懷孕的器官

子宮的功能只有一個，就是接受受精卵，將寶寶養育長大。為此，子宮內膜每個月都會變得鬆軟，準備好迎接受精卵的到來。然後當真的懷孕了，便會將嬰兒包覆起來好好保護，同時透過胎盤給予嬰兒氧氣和營養，讓嬰兒從雞蛋大小成長到直徑約35cm那麼大。

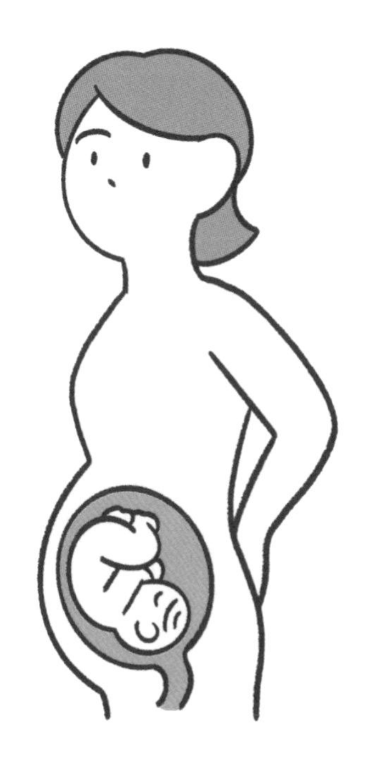

妳知道受精不等於懷孕嗎？

所謂懷孕，指的是從受精卵鑽進子宮內膜著床的那瞬間開始，到寶寶長大出生為止的過程，所以如果只是受精卵誕生，並不表示已經懷孕了。受精卵要完成經過輸卵管前往子宮，確實在子宮內膜著床的這整個工程，懷孕才算成立。

懷孕成立之前的流程

女性

排卵

由卵巢和大腦合作養育出來的一個卵子會衝破卵巢壁，被排到腹腔裡面。接著，位於輸卵管前端的輸卵管繖部會開始展現神技、抓住卵子，然後將其送往輸卵管壺腹等待受精。

↓

卵子

↓ 在輸卵管壺腹等待

男性

射精

精子的工廠也就是睪丸，會花費70天將精子的源頭：精原細胞養育成成熟的精子，然後精子會透過陰莖被射進陰道內。一次射精所釋放出的精子數量為幾千萬～約1億個。

↓

精子

↓ 為了遇見卵子，在子宮內不停游泳

受精！

距離懷孕成立還差一步！

↓ 在輸卵管內翻滾前進

鑽進子宮內膜（著床）

↓

懷孕成立！

複習排卵之前的流程

首先要來複習受精前的大事件，也就是排卵！每月原則上只有一個卵子會在大腦發出的指令下，很幸運地發育長大並在最佳時機點被排出。在每月的排卵背後，其實每次都有將近1000個卵子寶寶消滅。就讓我們來了解為了懷孕，每個月肚子裡面都會反覆上演什麼事情吧。

① 大腦下令，準備排卵

在預定排卵日的約莫80天前，身為司令部的大腦下視丘會指示腦下垂體分泌FSH（濾泡刺激素）。接收到FSH的卵巢內，會有1000個濾泡寶寶覺醒，開始生長。

② 濾泡在卵巢中生長

覺醒的濾泡寶寶為了求生存，會在接下來的兩個月內持續發育成長。最後會只剩下十幾個濾泡存活下來，其餘則全部停止生長，並且變成閉鎖濾泡逐漸消失。

③ 濾泡會不斷釋放出雌激素

存活下來的濾泡會釋放出雌激素。最後會只剩下一個濾泡，並且成長為8mm大。得知卵子發育的下視丘會對腦下垂體下令，要腦下垂體送出FSH。卵子的生長速度於是加快，變成2cm大的主濾泡。

④ 終於排卵！

當濾泡的雌激素分泌量來到最大值，腦下垂體會引發LH（黃體化激素）高峰，大量釋出LH。36小時之後，徹底成熟的卵子會衝破濾泡壁，被排到腹腔裡面。

⑤ 在子宮做好迎接寶寶的準備。精子會在輸卵管等待卵子

排卵後，由卵巢的黃體釋放出的修補專家黃體素會抵達子宮，讓雌激素打造出來的柔軟子宮內膜床變得更加鬆軟，以迎接受精卵的到來。另一方面，被釋放到陰道的幾千萬～約1億個精子在經過漫長的旅途後，儘管數量大幅減少，依舊會排除萬難抵達輸卵管壺腹，等待卵子的到來。

卵子和在輸卵管內等待的精子會合

精子在歷經千辛萬苦後，會抵達卵子和精子會合的地方，也就是寬1cm的輸卵管壺腹。排卵後，被抓進輸卵管繖部、全長0.1mm的卵子會慢慢地被運到這裡，和精子會合！

從黃體被釋放出來的黃體素

在排卵後的卵巢這邊，排卵後變成空殼的濾泡會萎縮泛黃，變成黃體。為了迎接完全發育的卵子成為受精卵、抵達子宮的那一刻到來，黃體會分泌出黃體素送到子宮。

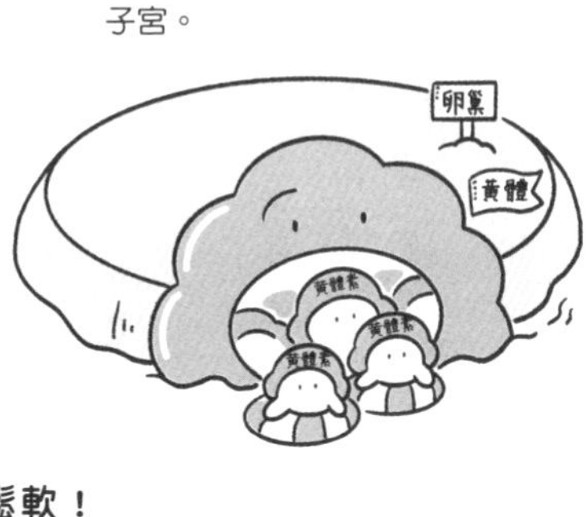

讓子宮內膜變得像床一樣鬆軟！

子宮內，已經有由雌激素打造出來的厚實子宮內膜床，而黃體釋放出的黃體素，會讓床變得更加柔軟厚實。

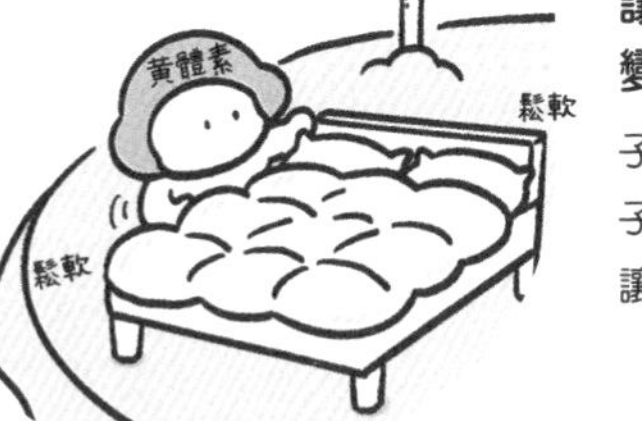

⑥ 游在最前頭的精子和卵子完成「受精！」

好不容易在輸卵管壺腹和卵子會合的數百個精子為了受精，會爭先恐後地包圍卵子，拚命地想要鑽進卵子裡。然後，最先鑽進卵子裡的精子會受精成功！另一方面，子宮則會為了受精卵的到來繼續做準備，從黃體送達的黃體素們會讓子宮內膜床維持鬆軟的狀態。

只有一個精子會鑽進卵子裡！

卵子和精子相遇後，大小只有卵子1/20的精子會釋放出酵素來溶解卵子的表面，試圖鑽進去。當1個精子成功受精，卵子會立刻釋放出蛋白質防止其他精子入侵。

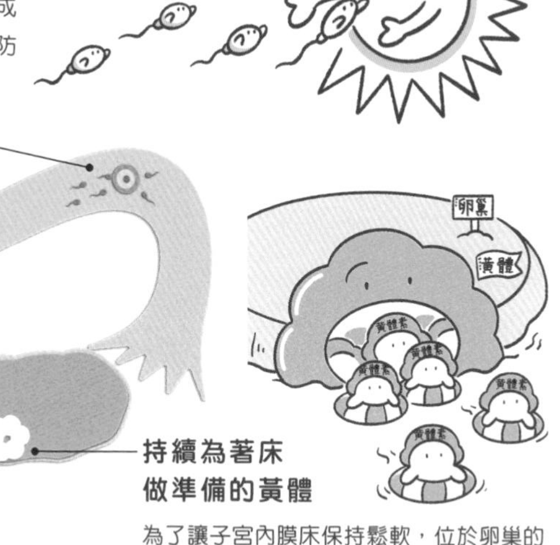

持續為著床做準備的黃體

為了讓子宮內膜床保持鬆軟，位於卵巢的黃體會持續分泌黃體素。黃體的壽命一般為14天，之後功能就會漸漸衰退，不過一旦懷孕壽命就會延長。

子宮會持續維持子宮內膜的鬆軟

在子宮內，為了可能到來的受精卵，黃體素會持續讓子宮內膜保持鬆軟，不讓床的品質下降。

⑦ 受精卵會一邊細胞分裂，一邊被送至輸卵管

受精卵在輸卵管壺腹誕生之後，裝滿遺傳密碼的卵子和精子的核會在受精卵內合體，並且在2小時後開始細胞分裂。受精卵會一邊反覆分裂，一邊花費5～7天的時間通過輸卵管，前往子宮。受精卵不會自己移動，而是藉著輸卵管內輸卵管液的流動，被溫柔地運往目的地。

一邊細胞分裂，一邊花費5～7天前往子宮

受精卵會一邊反覆細胞分裂，一邊朝著目的地也就是子宮移動。在此同時，輸卵管內部的上皮細胞會分泌出含有能幫助細胞分裂的生長因子的液體，幫助受精卵成長。

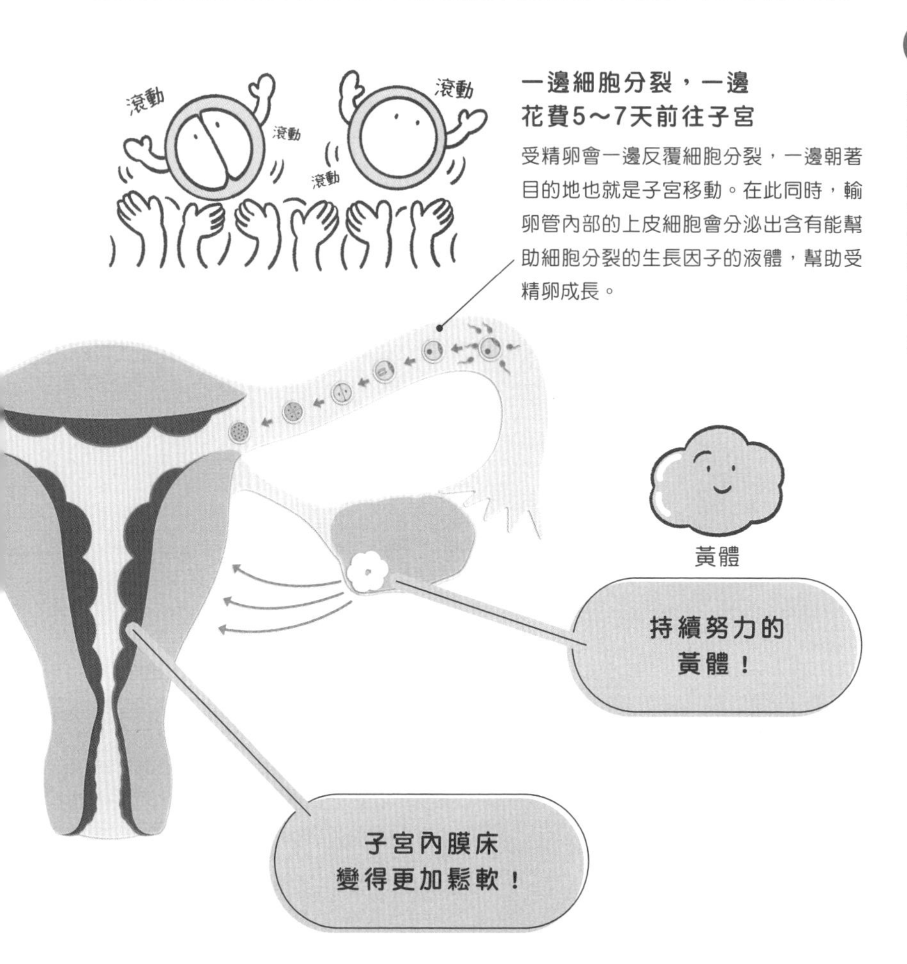

⑧ 受精卵一旦鑽進子宮內側，就表示懷孕成立！

耗時5～7天在輸卵管中移動的受精卵抵達子宮後，達到最鬆軟狀態的部分子宮內膜會啟動生物感測器的功能！將受精卵吸引過來進行取捨，發揮嚴密的監視功能。之後，受精卵會被吸進子宮內膜中，等到在內膜中紮根，著床＝懷孕才算真正地成立。

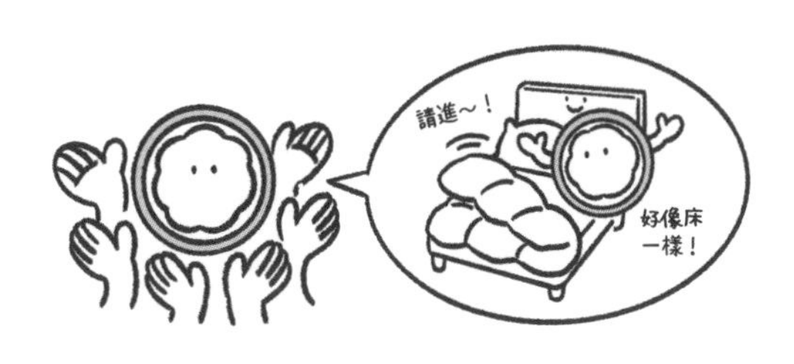

受精卵會被吸進子宮內膜的內側

受精卵被子宮內膜吸進去並且著床之後，會分為心臟、肝臟、肺等200種以上的細胞，逐漸發育成胎兒。

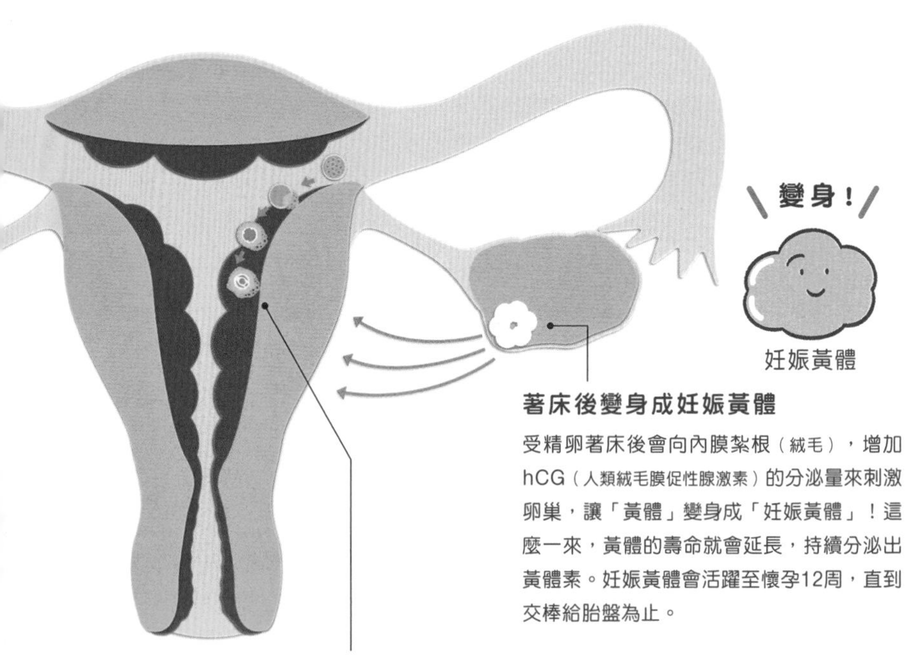

著床後變身成妊娠黃體

受精卵著床後會向內膜紮根（絨毛），增加hCG（人類絨毛膜促性腺激素）的分泌量來刺激卵巢，讓「黃體」變身成「妊娠黃體」！這麼一來，黃體的壽命就會延長，持續分泌出黃體素。妊娠黃體會活躍至懷孕12周，直到交棒給胎盤為止。

受精卵著床後會向內膜紮根

受精卵鑽進子宮內膜完成著床後，會伸出絨毛向子宮內膜紮根。這時，子宮內膜的螺旋動脈有可能會破裂，以致出現名為著床出血的少量出血現象。

極其艱難的精子之旅

被釋放到陰道內的精子直到和卵子相遇、受精為止，必須通過重重的艱難關卡。受精成功的機率約為幾億分之一。以下將揭露考驗精子生存能力和運氣的殘酷旅程的全貌。

1 被射入陰道內

精子被釋放到陰道內後，首先必須通過嚴密看守子宮入口的子宮頸內管。陰道平時為強酸性，所以精子很難活得長久，只有在排卵前的3～4天，頸管所排出的黏液才會讓陰道偏向鹼性，允許精子通行。儘管如此，精子要抵達子宮內還是只有10分之1～1000分之1的機率！

2 在子宮內等待的白血球

即便幸運進入子宮內，精子仍馬上就會面臨危險。保護子宮的白血球們會將精子視為敵人，發動攻擊。能夠游過這個有如戰場的子宮、抵達位於上方的輸卵管入口的精子，竟然只有不到1000個。

3 往左或往右才會遇到卵子!?

頑強的精子們從與白血球的嚴酷戰爭中存活下來，終於抵達輸卵管的入口。可是，輸卵管是左右各有一個，精子並不曉得是哪邊會排卵。能夠在這個命運的分岔路口做出選擇，並且很幸運地選到有卵子的那條輸卵管的精子，僅僅只有幾百個而已。

4 鑽過非常狹窄的輸卵管，前往深處

從子宮通往輸卵管的入口非常狹窄，唯有能夠活力十足地往前衝的精子才有辦法鑽過。輸卵管的內側是由長長的黏膜皺褶構成，而這個黏膜會產生分泌物來幫助精子前往和卵子會合的場所，也就是輸卵管壺腹。這段距離約為10cm，對全長不到0.05mm的精子來說，是最後的長距離馬拉松。

5 努力搶先和卵子受精！

跑完輸卵管的長距離馬拉松、抵達輸卵管壺腹時，精子會減少為幾十～幾百個左右。然後當期盼已久的卵子一出現，精子會圍著卵子一邊釋放出酵素，一邊爭先恐後地搶著進入卵子。最後只有一個精子會受精成功。

被射出的精子有

幾千萬～1億個

能夠抵達子宮的是

幾十萬～幾千個
（降為10分之1～1000分之1）

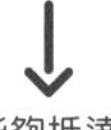

能夠抵達
輸卵管入口的

不到1000個

能夠抵達
輸卵管前端的是

幾十～幾百個

然後能夠受精的……

只有1個！

即便時間點吻合，懷孕機率還是這麼低

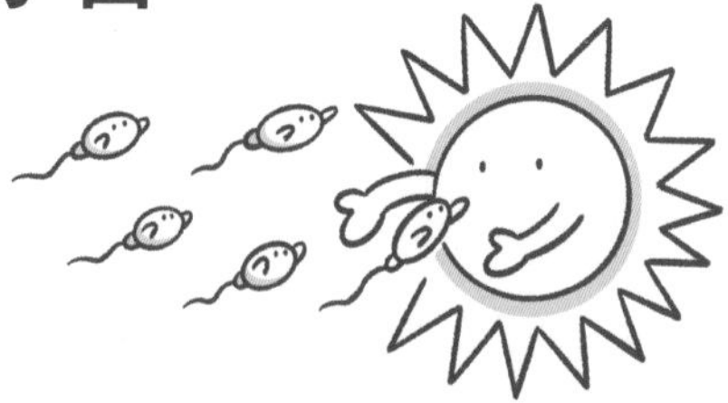

30歲前半為16～18%

卵子和精子的相遇堪稱緊迫萬分！卵子的壽命只有24小時，如果扣掉在輸卵管內移動的時間，那麼**能夠受精的時間在將近1個月的一次週期中，就只有短短幾小時而已**。另一方面，精子則必須從嚴酷的旅程中存活下來，並且剛好在那幾小時之內抵達。只要稍微鬆懈，雙方必定就會錯過。

因此，在進行不孕治療時都會做好萬全準備，在排卵日前幾天將壽命較長的精子送進子宮內，製造出精子先行在輸卵管壺腹等待卵子到來的狀況。話雖如此，預定排卵日也只是預測結果，並非是100%準確。

即使很幸運地時間點（時機）吻合也受精成功了，距離懷孕仍有好長一條路要走。一旦因為壓力等因素使得女性荷爾蒙分泌失調，卵巢功能會就低落，進而產生妨礙著床的可能性。此外，年齡過大、卵子品質低落，也會讓導致初期流產的染色體異常機率增加。

基於各式各樣的原因，**健康男女即便時間點配合得剛剛好，懷孕機率在20歲中段仍只有30%、30歲前半只有16～18%。30歲後半會降為10%，40歲時則剩下5%**。事先了解各年齡層的懷孕機率，才不會在決定何時生產時留下遺憾。

卵子和精子的壽命長短截然不同

卵子的壽命
只有約24小時

1～2天內
就要掰掰了～

精子的壽命
為3～5天

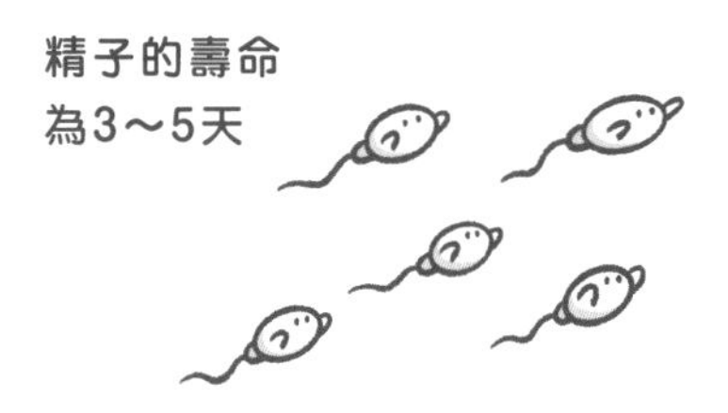

卵子的壽命是從排卵後起算的24小時左右。卵子沒有自主運動的能力，排卵後只能慢慢地從輸卵管繖部來到輸卵管壺腹，在那裡等待精子的到來。在輸卵管壺腹能夠受精的時間只有幾小時。

精子的壽命是從射精後起算的72小時。長的話還能活到5天。壽命比卵子來得長，而且會擺動鞭毛、自行前進。精子會在2小時內，從7cm的子宮游過10cm的輸卵管，抵達卵子所在的輸卵管壺腹。

→ 若要讓受精的時間點吻合……

- 事先將精子送進子宮內
- 從預測排卵日的那4天（如果是28天週期，則為經期第一天起的10天後），到排卵日的2天後（基礎體溫連續2天高溫），盡可能每天從事性行為

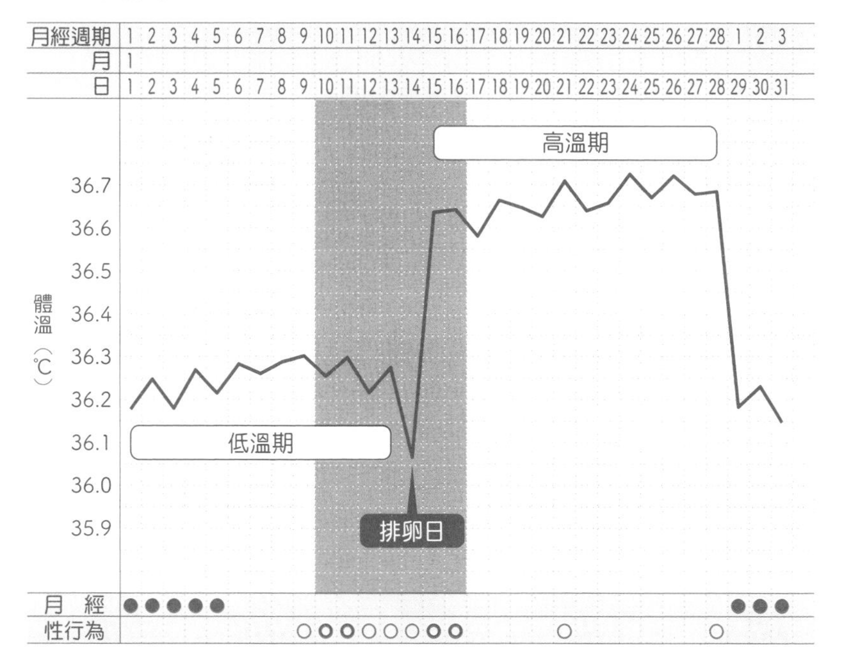

35歲以上首次生產稱為高齡生產的原因

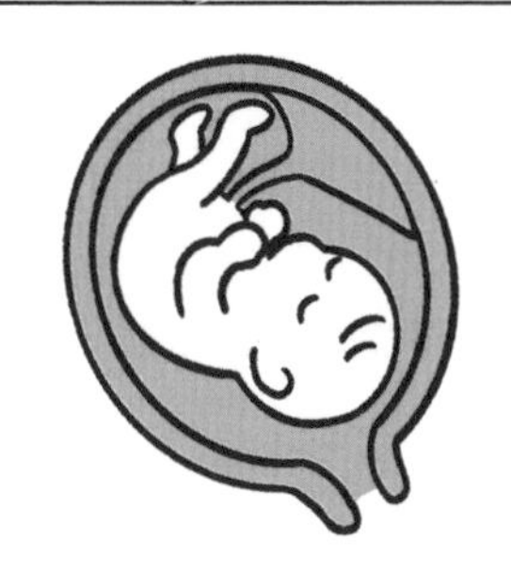

第2次生產若超過40歲便是高齡生產

卵子的庫存會和我們一起隨著年齡增長而減少。然後**一旦過了35歲，老化就會使得卵子的品質一口氣下降，染色體異常的發生機率則會上升**。根據調查結果顯示，超過40歲後，每112人中就有1人會產生卵子異常分裂的現象，進而導致染色體異常，而染色體異常會使得流產的機率提升。

不僅如此，隨著年齡增加，也容易引發妊娠高血壓、妊娠糖尿病等症狀，並且容易出現名為軟產道強韌的產道堅硬問題而導致難產。此外，產後也需要花很長的時間復原，也容易沒有足夠的體力育兒。

高齡生產的風險

備孕時

會因為卵子品質低落，以及子宮內膜異位症、子宮肌瘤等婦女疾病，使得懷孕機率大幅下降。容易變成染色體異常的受精卵，即便受精成功，也會因為子宮內膜的生物感測器發揮作用而導致著床率下降。

懷孕中

會因為染色體異常等因素，使得流產機率增加。此外，像是容易罹患妊娠糖尿病和妊娠高血壓、胎兒生長遲滯、胎盤早期剝離等等，母嬰雙方都很有可能置身高風險之中。

生產時

因產道堅硬、難產，而必須剖腹的可能性提高。像是分娩時間延長、出血量增加、陣痛微弱等等，各式各樣的風險也會增加。

35歲過後懷孕機率下降、流產機率上升

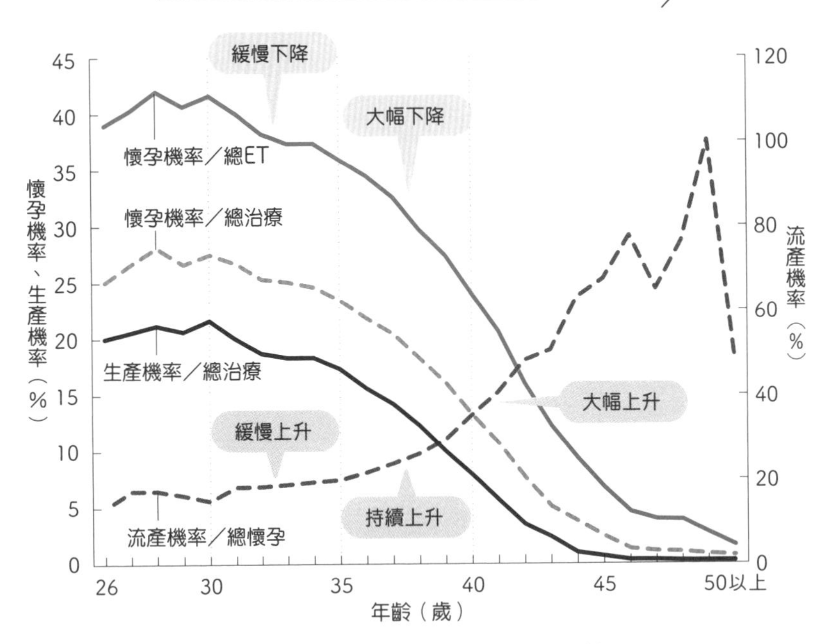

此圖表顯示生殖輔助醫療下的治療成績。所謂ET指的是「胚胎移植（將透過體外受精製作而成的受精卵送回子宮）」。由此圖可知，隨著年齡增加，懷孕機率和生產機率會下降，流產機率則會增加。

出處：一般社團法人日本生殖醫學會

From Doctor

透過AMH，查出我的卵子還剩幾個？

在進行不孕症治療時，通常會進行AMH（抗穆勒氏管荷爾蒙）值的檢測。這是一種卵巢功能的檢測方式，會藉由測量原始濾泡分泌出來的血液中荷爾蒙量，來預測卵子的剩餘庫存數。

AMH雖然會隨年齡而減少，不過每個人的差異性很大，如果數值很低則有早發性停經的可能性。有在考慮懷孕的人，不妨可以檢查一下。只不過，AMH只會檢測庫存數量，和卵子的品質沒有關聯。由於卵子會隨年齡而老化，因此即便庫存很多，懷孕機率也不會提升。這一點還請務必要有正確的認知。

不只是腸道，子宮裡也有菌叢

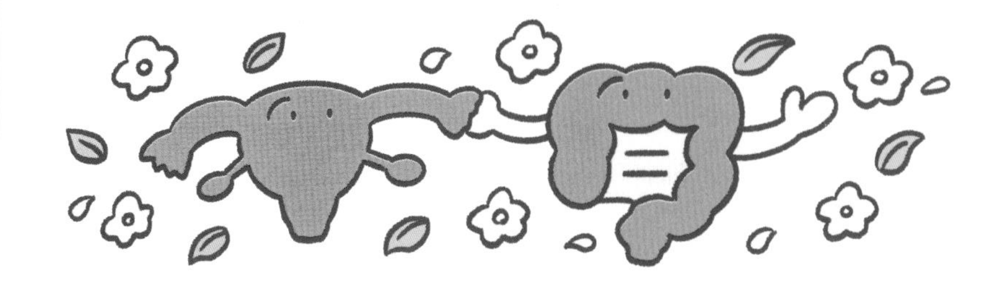

子宮內菌叢的品質與懷孕機率的關係

居住在腸道、皮膚、口腔中的無數細菌因為看起來像盛開的花田，於是被命名為菌叢。事實上，目前已知子宮內也存在著菌叢，而且還會大大影響到懷孕的機率。根據美國史丹佛大學的研究報告指出，**子宮內的益生菌、壞菌、中性菌失衡的人，體外受精的成功機率並不高**。

健康的子宮裡存在著許多像是乳酸桿菌的益生菌，會抑制壞菌、保持良好的環境。其實受精卵之所以能夠在子宮著床，這些益生菌據說也是功臣之一。

受精卵本來對人體來說是異物，但是受精卵之所以會被子宮所接受，是因為身體存在著只要是無害之物，就不會發動攻擊的免疫耐受系統。可是，**一旦益生菌減少、壞菌增加，使得子宮內的免疫活化起來，就會對受精卵的著床造成妨礙**。子宮內菌叢的狀態可利用檢測套組輕鬆確認，想要懷孕的人不妨檢查看看！

益生菌多的人容易懷孕？

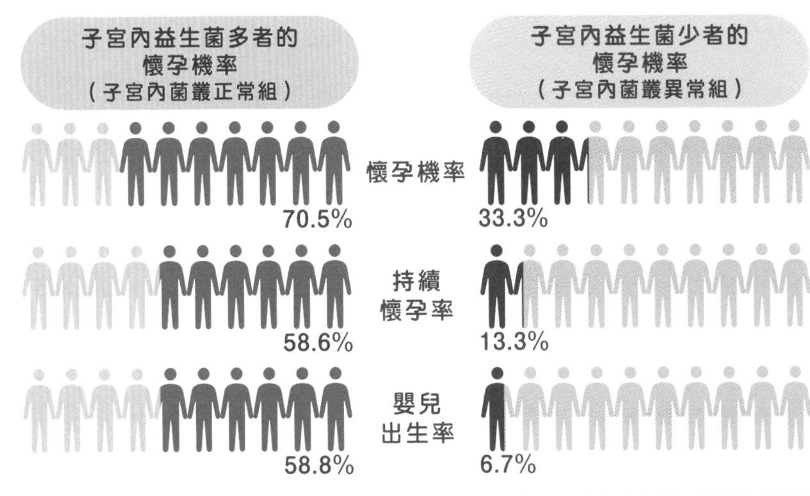

西班牙的IVI Valencia診所，針對正在進行體外受精的35名不孕症治療患者，做了子宮內菌叢狀態的調查。從以上數據可以看出，菌叢對懷孕機率、持續懷孕率等是否有影響的比較結果，以及與子宮內環境的相關性。

出處：Moreno et al, AJOG, 2016

決定菌叢狀態的常在菌們

益生菌

健康的子宮裡，益生菌乳酸桿菌占了90%，除此之外的益生菌還有雙歧桿菌。想要增加乳酸桿菌，攝取乳鐵蛋白是很有效的方法。

壞菌

棲息在子宮內的壞菌有從外界入侵的大腸桿菌、金黃色葡萄球菌等。只要益生菌占優勢、有能力抑制壞菌無法作亂，壞菌就會是無害的存在。

中性菌

子宮內也存在著念珠菌這樣的中性菌。平時無害，然而一旦菌叢失衡、益生菌減少，中性菌就會加入壞菌那一方開始作亂。

懷孕期間的身體變化

懷孕初期（懷孕1～4個月）

- 噁心、嘔吐
- 疲倦、暈眩
- 乳頭、乳暈變黑
- 便祕、頻尿
- 腹部微微隆起

過了3個月後，寶寶體內的重要器官已經形成，各部位也會開始運作，正式從胚胎進入到胎兒的階段。手指、腳趾和性器官也會變得清晰，漸漸開始有人的型態。寶寶會從臍帶吸收營養，在羊水中進行排泄。到了第4個月的尾聲，胎盤也會幾乎發育完成。

母親的害喜症狀會來到高峰，體溫很高、覺得又熱又疲倦的狀態會不斷持續。隨著寶寶的成長，子宮會膨脹成拳頭大小。在妊娠黃體荷爾蒙的影響下，腸道的運作會受到抑制，因此造成便祕，再加上子宮突然變大使得膀胱受到擠壓，所以也會有頻尿的現象。像是乳頭變黑、腹部微微隆起等，身體外觀也會產生變化。

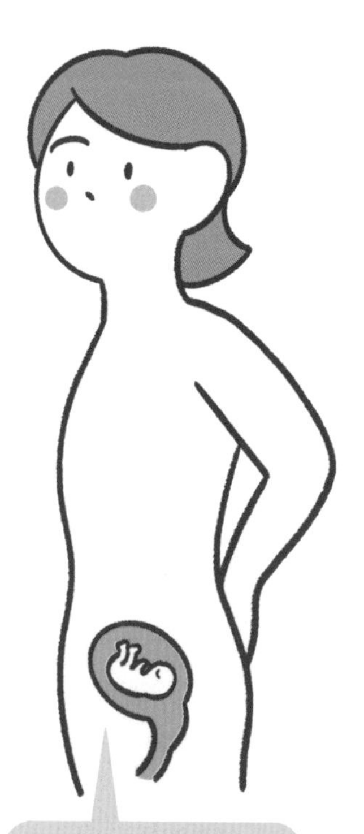

懷孕3個月的子宮和寶寶

子宮　拳頭大小

寶寶　約是1顆草莓的大小（身高13～60mm，體重1～15g）

從開始懷孕一直到寶寶誕生的這10個月時間內，母親的身體會為了配合寶寶的急速生長，而持續產生令人眼花撩亂的變化。先暫且將自己的身體機能擺在一旁，努力以寶寶的成長為優先的母體真是太了不起了！事先了解母體會產生何種變化，應該也能減輕對於懷孕的不安。

懷孕中期（懷孕5～7個月）

- 胸部變大
- 感覺到胎動
- 變得食慾旺盛，體重增加
- 是懷孕期間身心最穩定的時期

6個月之後會進入穩定期。寶寶的骨骼、肌肉、大腦會變得發達，也會產生五感。長出體毛，睜開眼睛。像是吸手指，或是在羊水裡轉圈圈，寶寶會變得活潑好動。到了7個月，聽覺變得發達，能夠聽見母親的心跳聲和說話聲。胎盤會變得更大，供給豐富的營養和氧氣給寶寶。

母親的子宮會不斷延展，使得腹部凸出。這時開始能夠感受到寶寶的胎動，可以和寶寶進行親子交流。為了補充營養，食慾會變得旺盛，再加上子宮變大，因此體重會隨之增加。

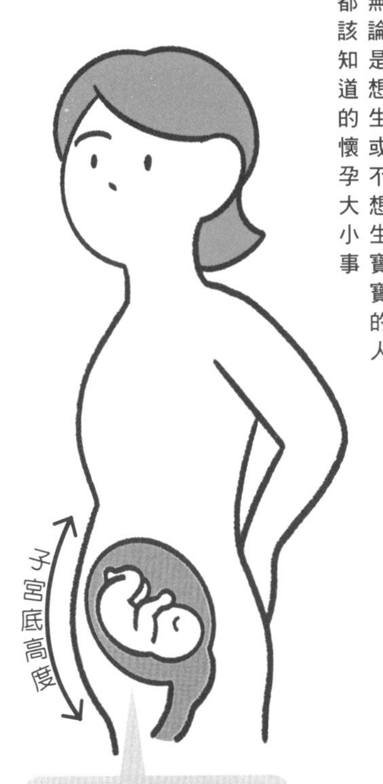

懷孕6個月的子宮和寶寶

子宮底高度	21～25cm
寶寶	約是1顆哈密瓜的大小（身高17～30cm，體重220～700g）

懷孕後期（懷孕8～10個月）

- 因為從心臟送出的血液量增加，以致容易感到心悸
- 有可能產生名為後期害喜的胃食道逆流
- 從9個月的尾聲開始，分泌物的量會增加
- 肚子容易發脹
- 容易產生水腫
- 因為寶寶變大卡在骨盆上，所以容易腰痛和恥骨痛

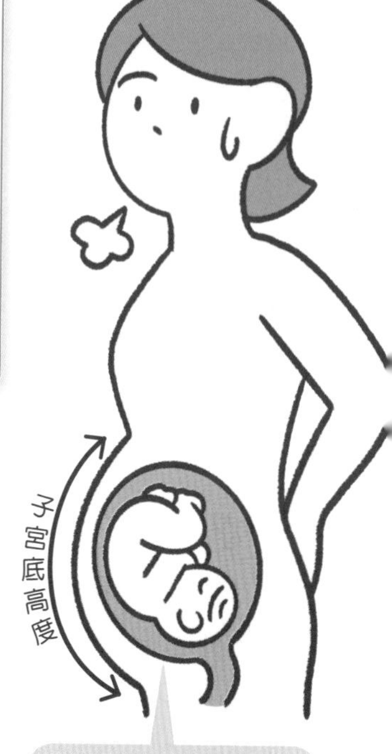

過了9個月之後，寶寶會不斷發育，不僅身高大幅成長，也開始產生皮下脂肪，身形會變得像嬰兒一樣圓滾滾的。這時長相也會開始變得清晰。

母親的肚子也會變大，並且為了因應生產而產生各種變化。變大的子宮會壓迫到周圍的器官，讓器官的運作功能變差，進而產生各種症狀，不過到了快生產的時候，由於子宮下降，胃通常反而會變得舒服許多。

懷孕9個月的子宮和寶寶

子宮底高度	30～33cm
寶 寶	約是1顆鳳梨的大小（身高42～46cm，體重1400～2700g）

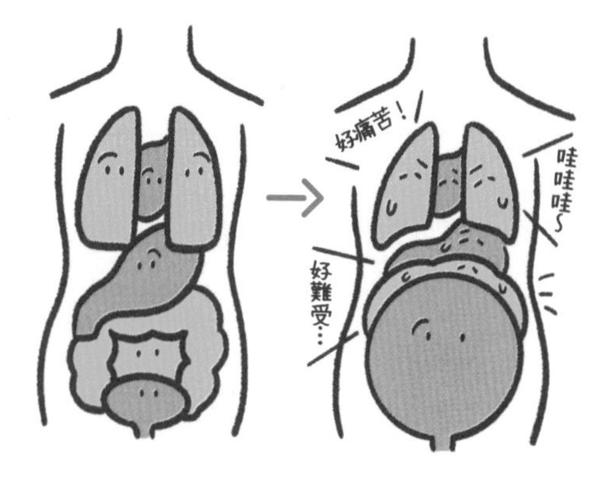

足月時的內臟很辛苦！

膨脹到50cm大的子宮會頂到胸部附近，將肺和心臟往上推，讓母親變得容易心悸和覺得喘。此外，由於縱長形的胃被擠壓成橫長形，因此也可能發生消化不良或胃食道逆流！因為膀胱和大腸也受到壓迫，所以多半會有頻尿、便祕的情形。

寶寶出生的階段

過了10個月之後，就差不多來到要生產的時候了。這時，寶寶也會做好來到外面世界的準備，慢慢地朝著子宮口下降。母親有時會感受到名為「假性陣痛」、像是陣痛前兆的疼痛感，或是出現「落紅」也就是混雜著血液的分泌物。以下就來看看寶寶出生的4階段吧！

※每個人的產程差異很大，因此僅供參考！

陣痛開始

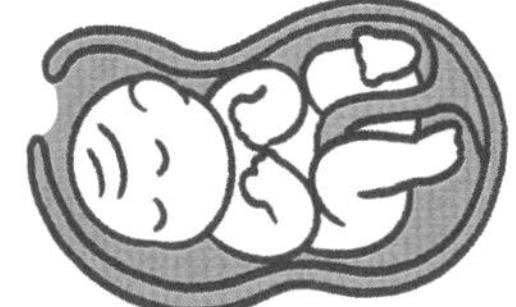

陣痛開始後，好比加強版經痛的疼痛感會持續30秒～1分鐘，接著間隔10分鐘的休息時間後疼痛感又再次來臨，然後不斷地重複下去。由於陣痛會令子宮收縮，因此寶寶會蜷縮身體，開始把頭放進骨盆裡。子宮口會隨著陣痛而慢慢地打開。

STEP 2

陣痛逐漸加劇

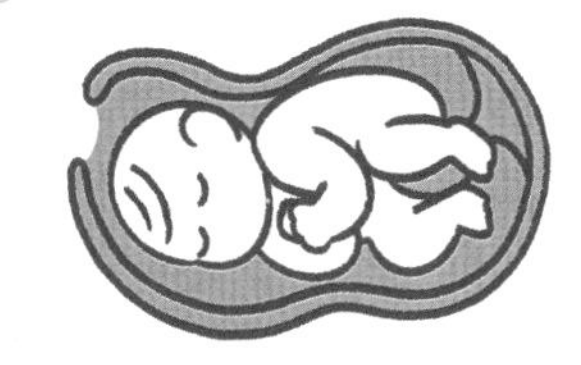

出生前5～7小時（※這個時間每個人的差異性很大），陣痛會開始變得更加強烈。疼痛感會持續45秒～1分鐘，間隔時間變成5～6分鐘。寶寶為了通過骨盆，會配合骨盆的形狀努力改變身體的方向，讓頭朝向外面。子宮口會打開4～7cm左右。

陣痛程度來到最劇烈！

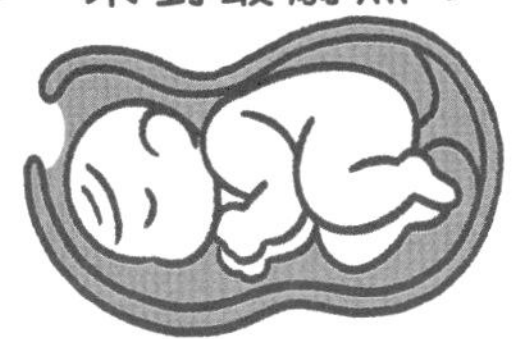

出生前2～3小時，陣痛的疼痛感會來到最劇烈的程度。疼痛感會持續60～90秒，間隔時間變成2～3分鐘，並且間隔還會持續縮短。子宮口會全開來到10cm。寶寶的頭會離開子宮，進入產道也就是陰道，通過骨盆。

終於出生

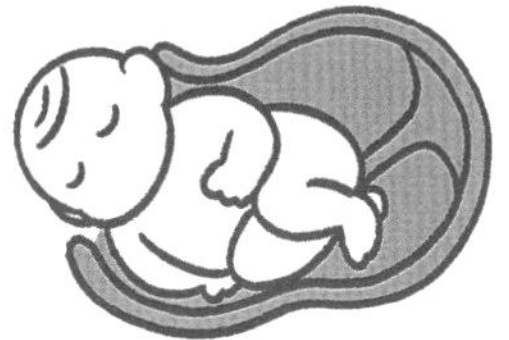

寶寶的頭進入產道（陰道）內，子宮會為了將寶寶的臀部推出去而強力收縮。陣痛的間隔變成1～2分鐘。當寶寶的頭從會陰部出來後，寶寶會將身體轉成橫向，好讓左右肩膀出來。等到兩邊肩膀都出來了，下半身就會很順利地出來。等到寶寶出生之後，胎盤也會從子宮被排出體外。

懷孕期間的子宮和胎盤會交換超過60種訊息

寶寶的生長關鍵：胎盤好厲害！

胎盤的任務是從母體將氧氣和營養交給胎兒，而胎盤的基底是在受精卵著床於子宮內膜的瞬間就形成的。當受精卵著床後，子宮內膜會隨即增厚並製造出絨毛，和部分受精卵連結，形成胎盤的基底。之後隨著胎兒不斷地發育，胎盤會朝著子宮壁伸出猶如樹枝的突起物，從子宮上的血管洞中吸收氧氣和營養。

為了供應充足的營養給發育得愈來愈大的胎兒，**母親會透過胎盤向胎兒傳送「讓胎盤的樹枝延伸得更多吧」的訊息**。這麼一來，胎兒的樹枝就會讓子宮上的血管洞擴張為10倍，藉此獲得大量的氧氣和營養。近年來的最新研究發現，懷孕中的母親和寶寶便是像這樣透過胎盤交換各式各樣的訊息物質。

不僅如此，寶寶也會釋放出名為**PGF（placental growth factor）**的訊息物質，向母親提出「我想要長得更大」、「我想要鈣質」之類的要求。寶寶和母親就是像這樣一邊交換超過60種的訊息物質，一邊迎接生產的時刻到來。

訊息物質

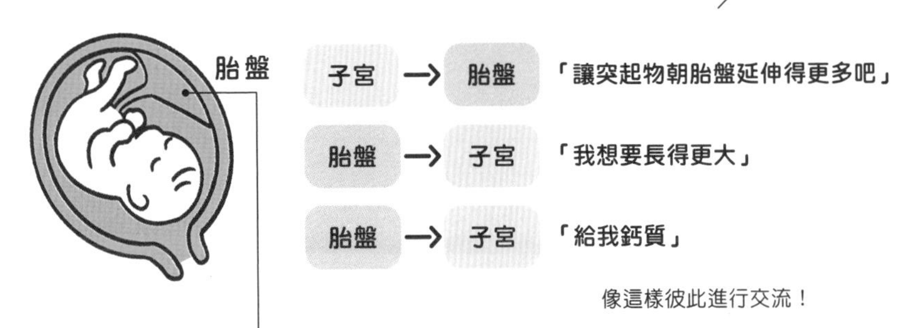

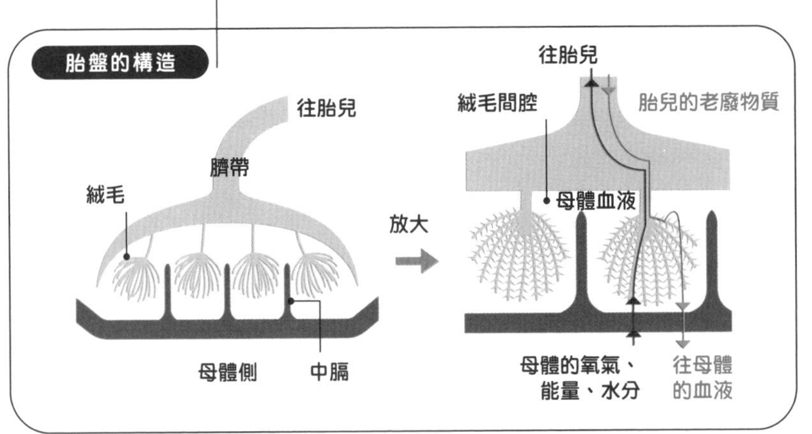

From Doctor

其實精子也會發送訊息？

以前NHK的節目曾經用淺顯易懂的方式介紹過，所謂「訊息物質」是由信使RNA傳送DNA的遺傳密碼，然後在生產工廠核糖體製造出來的蛋白質。換句話說，訊息物質是經由基因表現所製造出來的蛋白質。PGF是VEGF（血管內皮生長因子）子家族的一員，是製造血管等的重要因子。同樣的，人體內的細胞各自都會在最佳時機點進行基因表現，以維持生命。雖然目前還在研究階段，不過據說精子也會對受精卵傳送促進生長的訊息。

避免意外懷孕的正確避孕方式

應該不少人年輕時，都曾經有過因為經期延遲，而著急地心想「我該不會有了吧？」的經驗吧？在日本，至今人們依然若無其事地採取體外射精等不確實的避孕方式，或是認為保險套是安全的避孕方法。**但事實上，體外射精每5組中就有1組，戴保險套也是每7組中就有1組可能懷孕**。

由於意外懷孕受苦的人是女性，因此首先了解正確的資訊，由女性主導進行避孕非常重要。避孕方式有很多種，採取雙重防護也是一個辦法。請務必在了解各自的優缺點後做出正確的選擇！

主要避孕方式的優點&缺點

	失敗率	優點	缺點
保險套	2～15%	在男性的性器官覆上橡膠材質的套子，以防精子被射入陰道內。使用方式簡單且容易購得，因此是最普遍的做法。亦可預防性傳染病。	像是脫落、破裂、穿戴錯誤等，失敗的可能性很高，也容易發生尺寸不合的情況。無法由女性來主導。
低劑量口服避孕藥	0.3～8%	服用含有微量女性荷爾蒙的錠劑，藉由抑制排卵來防止受精。可以由女性主導進行，只要正確使用就幾乎不會失敗。對於預防月經困難症、子宮內膜異位症等也有效。	可能產生血栓症狀、噁心、異常出血等副作用。如果是吸菸者、肝功能不佳，或是罹患乳癌、子宮內膜癌等，就有可能無法服用。
月經週期法	1～25%	每日量測基礎體溫，預測不易懷孕的期間。不需要藥物或是道具，非常地經濟。沒有副作用，也可以掌握月經週期。	由於體溫會隨發燒、壓力、過勞、飲酒等因素產生變動，因此有錯估排卵日之虞。量測體溫比較麻煩。

	失敗率	優點	缺點
子宮內含銅避孕器（IUD）	0.6～0.8%	在子宮內放入會釋放銅離子的3cm器具，防止子宮內膜增生，讓著床變得困難。一旦裝上，效果最長可持續5年。失敗率也幾近於零，可以由女性自己主動進行。	必須由醫師進行安裝、摘除，並且定期到醫院進行健檢。可能會有經血量增加的副作用。
子宮內含藥避孕器（IUS／蜜蕊娜）	0.1%	在子宮內放入含有黃體素的3cm器具，防止子宮內膜增生，讓著床變得困難。一旦裝上，效果最長可持續5年。失敗率也幾近於零，可以由女性主動進行。對於經血過多、月經困難症有效，並且為健保給付項目。	必須由醫師進行安裝、摘除，並且定期到醫院進行健檢。可能會有連續異常出血的副作用。

最確實的避孕是雙重防護：「低劑量口服避孕藥」+保險套

即使戴上保險套，每7組人之中還是會有1組可能懷孕。如果想要100%避孕，雙管齊下是最確實的做法。不只是女性服用低劑量口服避孕藥，男性也要戴上保險套才行。

體外射精不算是避孕方法

所謂體外射精是性器官上什麼也沒套，只有射精是在體外進行。可是控制射精並不是一件簡單的事，搞錯射精時間點的風險也很高。此外，由於男性在射精前會流出混有精子的尿道球腺液，因此非常危險。尿道球腺液是為了讓精子能夠通過，於是事先用來整頓尿道環境的液體。

緊急避孕法「事後避孕藥」是什麼？

在從事性行為之後的72小時內服用黃體荷爾蒙劑，作為避孕失敗等情況的緊急應變措施。雖然有高達70%的機率可以阻止懷孕，卻有可能產生噁心、頭痛等副作用。若是對避孕感到不安，請勇敢地到醫院諮詢，讓醫師為妳開立事後避孕藥。

揭開懷孕的迷思

在網路普及的現代，每個人都能自由地收集到自己想要的資訊。然而另一方面，那些不是專家的人也因此能夠散布資訊，使得大眾接收到懷孕相關錯誤訊息的機會大增。

此外，有許多健康女性對於去看婦產科感到抗拒，也有一些人沒有讓專家確認過就誤信錯誤訊息，自行展開備孕計畫……這是非常嚴重的問題！因此，以下就透過婦產科醫師的正確知識，來分辨懷孕相關迷信的真偽吧！

在排卵日做愛最容易懷孕？

這是假的！卵子的壽命是從排卵後起算的24小時，在輸卵管中能夠受精的時間更短。因此，在排卵前一刻或排卵後馬上射精都會來不及。因為精子能夠存活3～5天，所以必須在排卵的幾天前就做好準備，製造出精子事先在輸卵管壺腹待命的狀況。

×

如果想避孕，那麼「安全日」是不存在的

從排卵幾天後到月經來潮雖然算是「不易懷孕的時期」，可是我們並不知道正確的排卵日是哪一天。換句話說，100%不會懷孕的「安全日」是不存在的。此外，有許多人以為在經期間做愛很安全，但其實精子在射精之後可存活3～5天，久一點的話甚至可活到7天，所以只要排卵日提早就很有可能會懷孕。

○

做愛前
忍著不射精
比較容易懷孕？

這也是假的！睪丸每天都會製造出新的精子，舊的精子則會慢慢地衰弱死去。因此要是忍著不射精，舊的精子就會囤積起來，使得精液的品質下降。請不要忍著不射精，讓活力充沛的新精子不斷被製造出來才能提高懷孕機率。

✕

吃過口服避孕藥的人
將來不容易懷孕？

完全相反！由於吃口服避孕藥能夠抑制每月的子宮內膜增生，因此能夠減輕經期對子宮帶來的負擔。這麼一來，就能預防可能造成不孕的子宮內膜異位症、子宮肌瘤等疾病，讓子宮保持健康。

✕

如果曾經剖腹產，
下次也必須剖腹嗎？

曾經剖腹產的人如果下次採取自然產，則會有非常微小的可能性會引起子宮破裂。因此有剖腹產經驗的人，我們通常都會建議第二次生產也採取剖腹的方式。假使第二次想要自然產，請在了解可能發生的風險之後和醫師詳談。

還有月經
就能夠懷孕？

女性年過40歲之後，即便還有月經，懷孕機率也會隨著卵子老化、卵巢功能下降而大幅減少。過了45歲後，卵子會老化得更加快速，讓懷孕機率降至6.5%。只要有在排卵，懷孕的可能性就不會是零，但是年過40後可能性就會逐漸趨近於零了。

Column

最好趁早開始

應該鍛鍊支撐子宮的骨盆底肌群的原因

骨盆底肌群是從下方支撐骨盆內的子宮、膀胱、直腸等內臟的重要肌肉。除了產後和停經期，像是排便時的用力、姿勢不良等，骨盆底肌群在日常生活中也會逐漸受到傷害。假使骨盆底肌群鬆弛，骨盆也會隨之歪斜，將來甚至有可能產生子宮或陰道脫垂到體外的症狀。趁早有意識地鍛鍊骨盆底肌群、保養骨盆，是讓自己停經後能保有健康的祕訣。

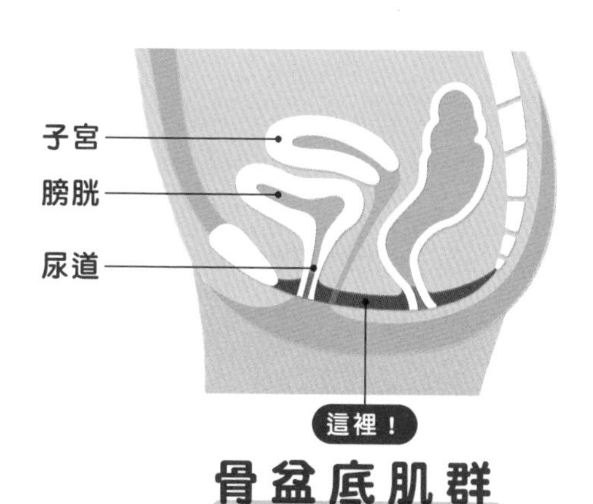

骨盆包覆著子宮、膀胱、直腸等內臟，是藉由各種肌肉和肌腱來維持形狀。其中，骨盆底肌群是從骨盆下方乘載支撐內臟的重要存在。此外，由於骨盆也會和脊椎產生連動，所以端正姿勢也是保養骨盆不可或缺的一環。

骨盆底肌群鬆弛會如何……？

- 容易尿失禁
- 頻尿
- 長痔瘡
- 引發子宮脫垂、膀胱脫垂、陰道脫垂等內臟下垂的症狀
- 腰痛
- 小腹突出
- 手腳冰冷
- 駝背
- 臀部下垂

想要鍛鍊骨盆底肌群，就用加斯奎鍛鍊法進行保養

如果想要鍛鍊骨盆底肌群，建議可以採用法國的加斯奎醫師（Bernadette de Gasquet）所發明的「加斯奎鍛鍊法」。這個方法是透過在日常生活中隨時保持正確姿勢和腹式呼吸，將對骨盆底肌群的傷害降至最低，同時利用運動來讓骨盆底肌群變得緊實。只要花一點時間養成習慣，就能一輩子都讓骨盆底肌群柔韌有彈性。

日常生活中需要避免的行為

1. 翹腳坐
2. 增加腹壓的腹肌運動
3. 憋氣用力排便
4. 例如看手機的時候，長時間維持駝背的姿勢
5. 骨盆後傾、靠在椅背上的坐姿

加斯奎鍛鍊法的基礎

正確坐姿

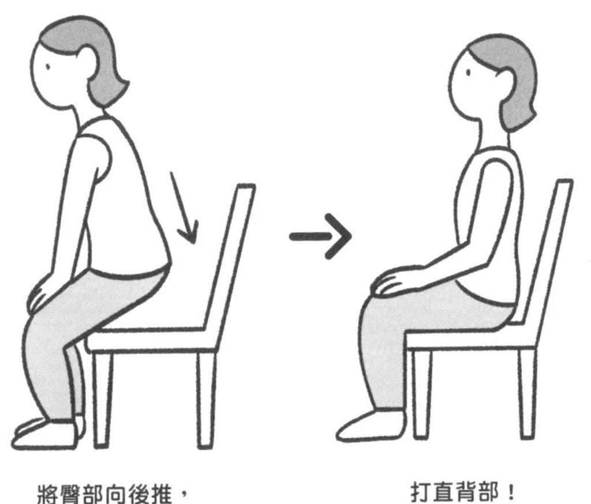

將臀部向後推，緩緩坐下

打直背部！不可以駝背

坐在椅子上時不要大力地坐下，而要慢慢地將臀部向後推，這樣就能減輕骨盆底肌群的負擔。此外，姿勢不良會對骨盆底肌群造成很大的傷害。姿勢不良會使得腹壓增加，持續將骨盆底肌群向下推。只要想像將肩膀和骨盆盡可能拉遠、打直背部，就能將負荷降至最低。

透過運動來鍛鍊

半橋式

在加斯奎鍛鍊法的運動中，半橋式能夠幫助我們預防尿道、子宮產生下垂感。因為也有緊實背肌、臀部的效果，對於維持身材也有幫助。

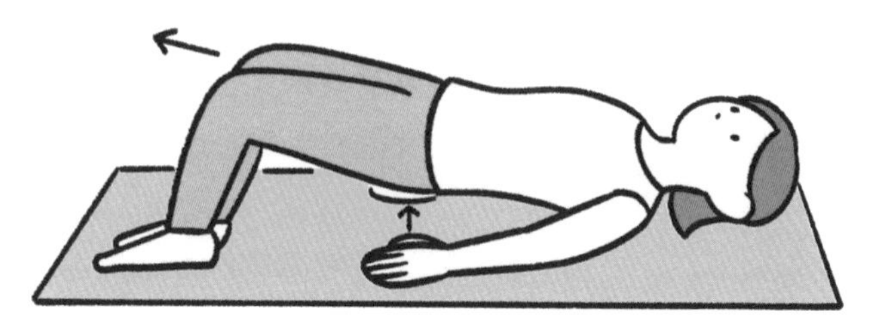

仰躺著讓脊椎貼合地板，接著雙腳打開與腰同寬，腳掌踩地。手掌要貼在地上。想像憋尿的感覺將骨盆底肌群收緊，接著一邊緩緩吐氣，一邊將腰往上抬起。如果將膝蓋往前推出會更有效果。

貓式

貓式是能有效防止便祕和漏尿的運動。因為可以鍛鍊到深層肌肉，所以也可望發揮改善姿勢、讓身體線條恢復平衡的效果。

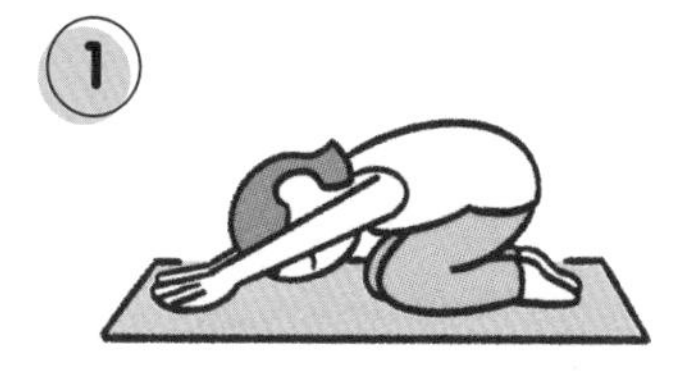

跪坐著讓臀部碰到腳跟，然後將上半身往前倒。雙手打開與肩同寬，盡可能將手拉遠貼地。

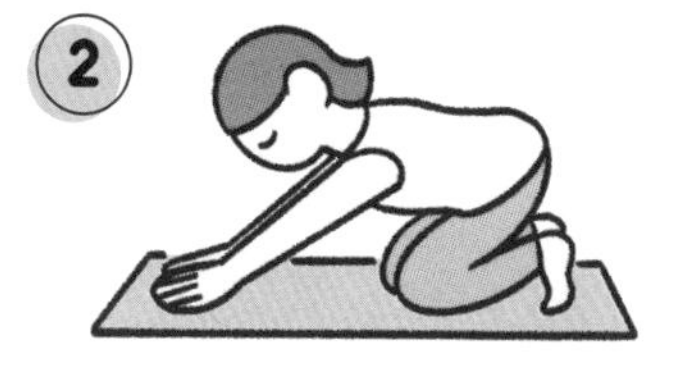

立起腳趾呈四足跪姿，接著稍微將臀部向後拉，直到髖關節呈現銳角。

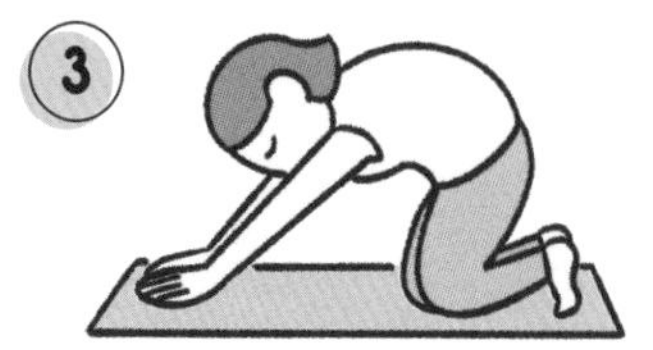

收緊骨盆底肌群，一邊從下腹部將氣吐出，一邊拱背將臀部往下捲。

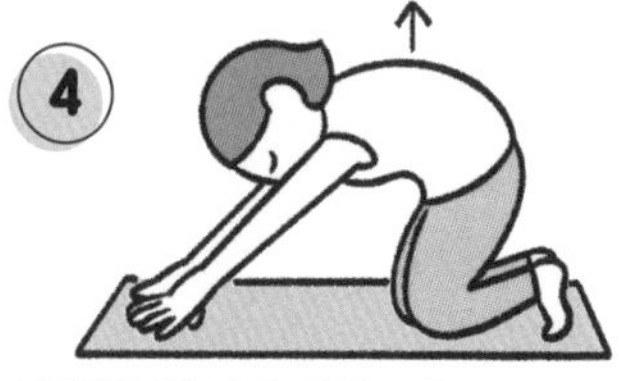

直接將手指立起點地，像是用身體畫出弧形一般拱背，等到氣吐完了就放鬆肚子的力量吸氣。

Chapter

5

妳是否視若無睹？

子宮的疾病與治療方式

現代女性面臨著許多婦科疾病的威脅。
像是「經痛太嚴重，只能依賴止痛藥」、
「明明不是經期卻持續少量出血」等，
妳是否也有就算非常在意，
卻因為生活忙碌而
置之不理的事情呢？

年輕女性
也可能罹患婦科疾病！

子宮內膜異位症、子宮肌瘤、子宮頸癌……這些都是經常發生在20多歲以後的年輕女性身上的疾病。初產的高齡化、生產次數的減少、性經驗的年輕化等等，女性的生活模式在這幾十年間大大改變，使得年輕世代比以往面臨更多婦科疾病的威脅。正因為如此，現代女性才更需要及早開始保養子宮。

女性的人生階段與疾病

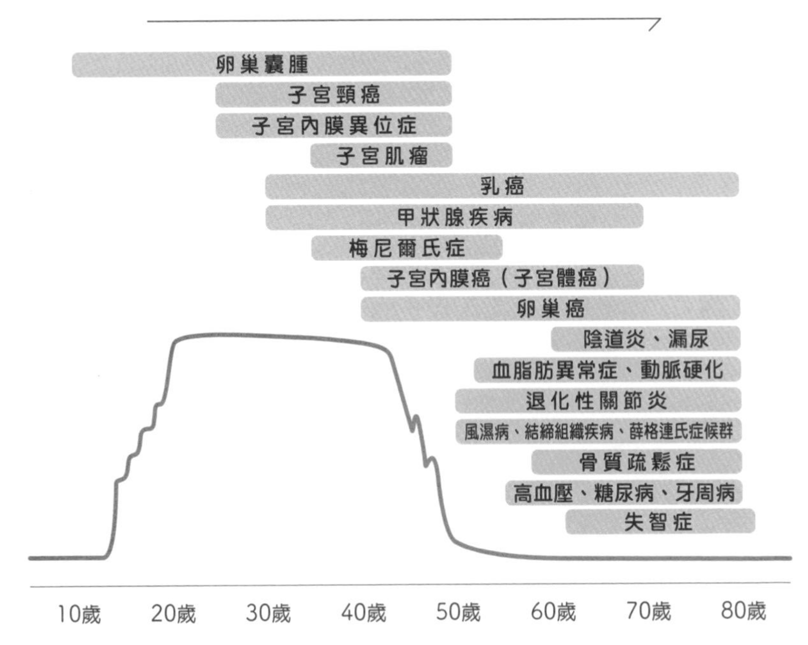

婦女病和女性荷爾蒙的分泌有著密切關係，從開始分泌的「青春期」、迎來高峰的「性成熟期」，到減少的「停經期」，每個時期都有容易產生的婦女病。尤其性成熟期和停經期因為女性荷爾蒙的分泌量會大幅變動，因此很容易出現問題。

月經次數的增加會引發疾病

之前在P50有介紹過，現代女性一生的月經次數和以前相比，增加了將近10倍之多。月經長時間反覆來潮，會增加子宮和卵巢的負擔。不僅如此，持續經歷女性荷爾蒙的起伏波動，罹患子宮內膜異位症、子宮肌瘤、子宮癌等各種疾病的風險也會提高。

以前的女性

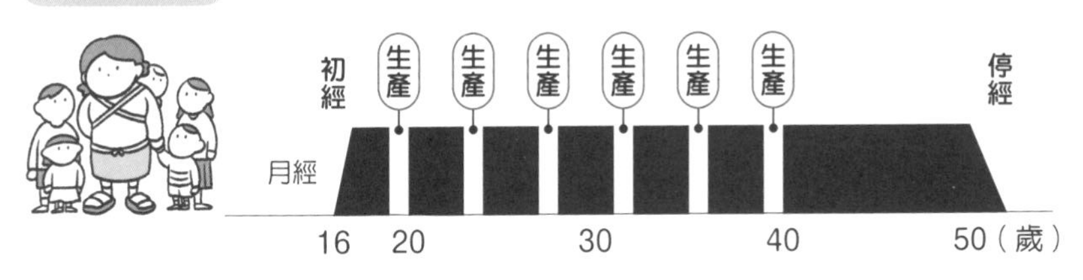

現代女性

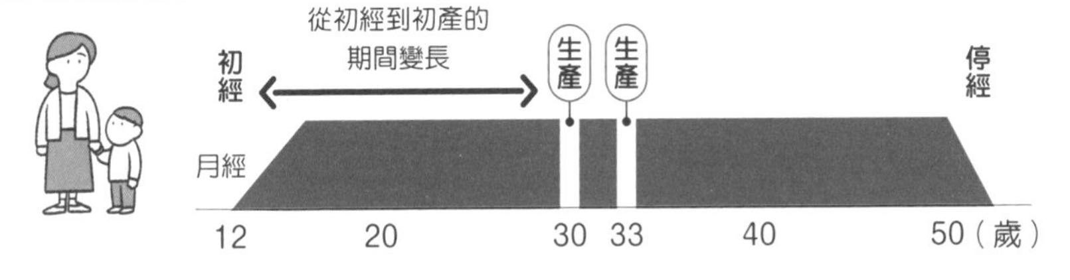

From Doctor

沒有懷孕生產經驗的女性容易得病？

根據日本國內的統計，發現沒有生產經驗的人和有經驗的人相比，罹患乳癌、子宮內膜癌的機率較高。雖然目前還不知道明確的原因，不過一般認為和長期受到每月女性荷爾蒙的波動影響有關。此外如前所述，只要沒有生產、讓月經長期持續來潮，罹患子宮內膜異位症、子宮肌瘤的風險就會上升。

假使選擇終生不生，那麼像是服用低劑量口服避孕藥來抑制排卵、抑制子宮內膜增生等等，也可以選擇這樣的方式來避免疾病的產生。請抱著輕鬆的心情向婦產科醫師諮詢。

20歲起每年
要做一次婦科檢查

請各位過了20歲後，**每年至少要到婦產科進行一次以癌症篩檢為主的健康檢查**。年輕時要做子宮頸癌篩檢，30歲過後則除了癌症篩檢外，還要用超音波檢查子宮和卵巢有無問題。尤其沒有懷孕生產經驗的人，在容易發病的35歲以後更是需要定期接受檢查。

門檻很高？到婦產科就診的祕訣

如果想讓到婦產科就診這件事變得輕鬆順暢，建議可以找一位值得信賴的醫師固定看診。因為只要彼此建立起信賴關係後，就能放心地交給醫師檢查，而且讓醫師了解妳的體質、生活背景、病例，也才能夠一輩子放心地接受符合妳生涯規劃的醫療服務。若是想要尋找新的醫師，可以上「日本女性醫學學會」的官網查詢。

到婦產科就診時，最好是穿著不會太長、方便爬上內診台的裙子。此外，將自己的生理週期、體溫紀錄一併帶去，會讓看診的過程更加順利。

在診所時請這樣說

「我想做子宮頸癌篩檢，
並且檢查子宮和卵巢有無
問題」

別忘了攜帶經期紀錄，
服裝最好是裙裝

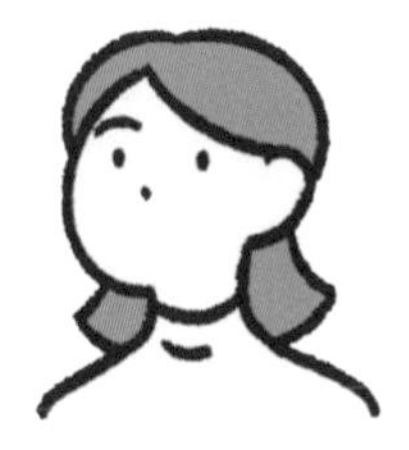

1年1次要去婦產科做的檢查項目

子宮頸癌篩檢

子宮頸細胞病理診斷

採取子宮頸部的細胞，確認有無異常的子宮頸癌篩檢。日本政府和自治團體建議20歲以上每2年篩檢1次，不過可以的話每年都做篩檢比較理想。

確認子宮及卵巢的狀態

超音波檢查

如果要確認是否罹患子宮內膜異位症、子宮肌瘤、卵巢囊腫等子宮和卵巢的疾病，就必須接受超音波檢查。30歲過後，請務必每年都進行1次癌症篩檢和超音波檢查。

女性健檢能提供更詳細的檢查

就如同所有健康檢查一樣，婦產科也有提供能夠全方位進行檢查的女性健檢。像是子宮內膜癌、卵巢癌的篩檢等，可以自費接受自治團體所沒有實施的檢查項目。只不過，都市以外的地區比較少有實施女性健檢的設施，因此事前請務必進行確認。

子宮內膜癌篩檢

子宮內膜細胞病理診斷

採取子宮內膜的細胞，確認有無異常的子宮內膜癌篩檢。子宮內膜癌的患者數量近年來不斷增加，因此40歲過後請每年進行1次自主篩檢。

卵巢癌篩檢

CA-125腫瘤標記

由於卵巢位於骨盆的深處，無法採取細胞，因此進行卵巢癌篩檢時會使用如果有惡性腫瘤，數值就會升高的CA-125腫瘤標記。假使卵巢內有巧克力囊腫等，請務必定期接受檢查。

亦可一併接受乳癌篩檢

乳房攝影（乳房X光攝影檢查）

用板子將乳房壓扁，利用X光拍攝乳腺、硬塊的乳癌篩檢。日本政府和自治團體建議40歲以上每2年篩檢1次，但如果不放心也可以每年都篩檢。

乳房超音波檢查（乳腺超音波檢查）

用超音波掃描乳腺，對獲得的圖像進行乳癌篩檢。40多歲女性因為乳腺密集，很難發現腫瘤，因此同時接受乳房攝影更能確實發現腫瘤的存在。

子宮肌瘤

有這些
症狀
要小心
有異常出血
經血量很多
出現血塊
有貧血症狀
經期很長
頻尿或便祕
經痛變嚴重
平時也會感到下腹部或腰部疼痛

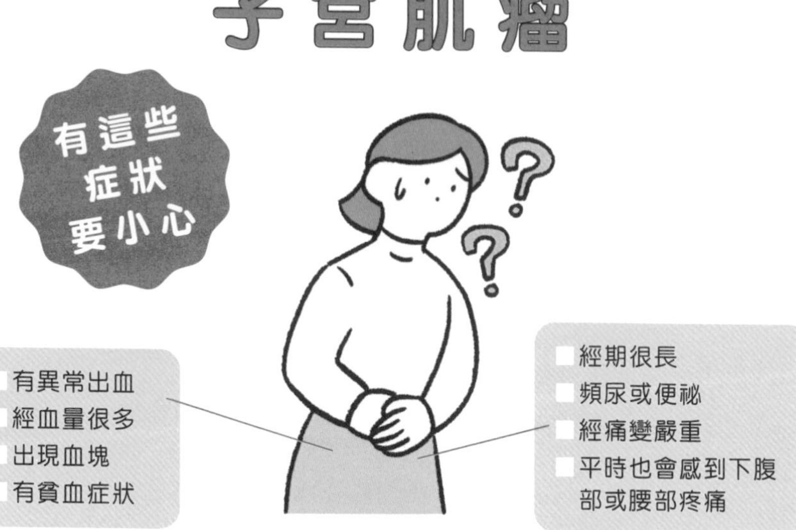

這是一種子宮內產生腫瘤的常見疾病，30歲以上的女性每4人中就有1人患有此病。**幾乎全都為良性，很少會有惡性的**。像是子宮體的內側、外側，以及子宮肌肉層裡面等等，子宮肌瘤根據腫瘤發生的位置分為三種，並且每種的症狀和處置方式皆有不同。另外，腫瘤的尺寸和數量也是形形色色，有時甚至會長得像高麗菜一樣大！

由於腫瘤會受到女性荷爾蒙的影響而變大，因此通常會在分泌量增加的20～30歲以後的性成熟期產生，停經之後就會縮小。**尤其初經年齡小的人、懷孕次數少的人、BMI值高的人，需要特別留意**。

診斷方式以內診和超音波檢查、血液檢查為主，另外也會視需要進行MRI。懷孕時如果有子宮肌瘤，有可能會導致緊急早產或分娩時異常出血，因此有懷孕計畫的人千萬要好好保養子宮。

子宮肌瘤分為三種

分成出現在子宮體內側的「黏膜下肌瘤」、出現在子宮體外側的「漿膜下肌瘤」、出現在子宮肌層內的「間質肌瘤」這三種。其中黏膜下肌瘤和間質肌瘤會使月經症狀惡化，也會導致不孕，需要特別小心！

漿膜下肌瘤

腫瘤出現的位置在包覆子宮外側的薄薄「子宮外膜（漿膜）」下方。因為是出現在子宮的外側，所以不會像黏膜下肌瘤一樣引起月經症狀，但如果長得太大，還是會產生壓迫症狀。

若繼續長大……

腫瘤長大後會壓迫到膀胱、腸道等周邊的器官，引起頻尿、排尿困難、便祕、腰痛等。長突出漿膜面的「漿膜下肌瘤」根部一旦扭轉，將會產生劇烈疼痛。

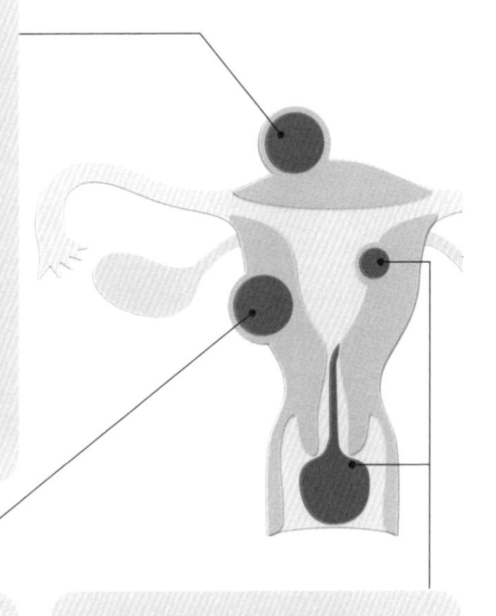

間質肌瘤

腫瘤出現的位置在子宮的肌肉之中。是子宮肌瘤之中最常見的類型，而且容易多發。腫瘤還小時因為沒有症狀所以很難發現，但長大之後就會引起各種症狀。

若繼續長大……

腫瘤長大後會突出到子宮的內腔，引起經血量增加的經血過多和經痛。此外，腫瘤還會妨礙經期時子宮的收縮，造成經期過長。不孕和流產、早產的風險也會提高。

黏膜下肌瘤

腫瘤發生的位置在子宮內膜下方，會朝著內腔方向逐漸長大。在子宮肌瘤之中最容易產生症狀，即使很小也會引發各種不良影響。想要懷孕的女性尤其需要留意。

若繼續長大……

會引發經血過多、經期過長、經痛、缺鐵性貧血等。此外還會妨礙受精卵著床，導致不孕或流產、早產。若繼續長大下去，有可能會變成莖狀延伸至陰道。

沒有症狀的話就無須治療？

子宮肌瘤因為是良性腫瘤，**體積小、沒有症狀時是不需要特別治療的**。但是如果腫瘤長在內側，就有可能導致貧血或不孕，因此透過定期檢查進行追蹤非常重要。良性腫瘤會隨著停經的接近而逐漸變小，可是假使停經後還是繼續長大，那麼就有可能是惡性的，屆時就需要立即接受治療。

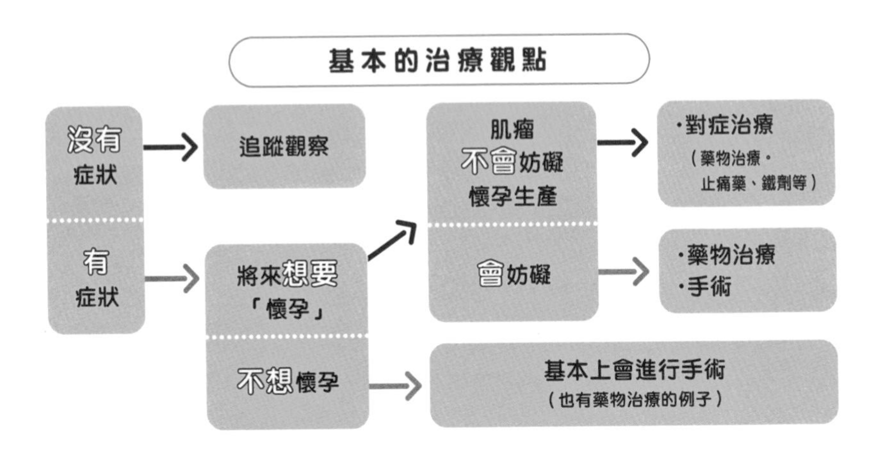

藥物治療的內容是什麼？

分為利用鐵劑或止痛藥改善症狀的方法，以及控制女性荷爾蒙、暫時讓腫瘤縮小的方法。

僅針對肌瘤造成的「貧血」和疼痛進行治療

像是黏膜下肌瘤等，如果是因為這種突出內腔的腫瘤造成經血過多，導致產生缺鐵性貧血，就會開立補充鐵質的鐵劑。若是產生經痛或除此以外的疼痛，則會每次都使用抑制疼痛的止痛藥。這兩種都是對症治療，可視需要幫助緩減症狀。

藉由停止月經讓肌瘤縮小的療法

有一種治療方式是服用低劑量口服避孕藥或在子宮內放入蜜蕊娜（IUS），讓子宮內膜變薄、減少經血量，以防止肌瘤在女性荷爾蒙的作用下變大。暫時停止月經的「假停經療法」對於重症患者很有效。副作用是會出現更年期症狀、骨質含量減少，因此使用6個月後就必須停藥。

手術療法有哪些種類？

手術療法的方式會依患者是否希望懷孕而異。如果想要懷孕，就會採取只切除肌瘤部分的「子宮肌瘤切除術」；如果不打算懷孕，則會依照患者的狀態，選擇切除整個子宮的「子宮切除術」、阻止血管供給營養給子宮的「子宮動脈栓塞術」、讓子宮內膜壞死以抑制經血過多的「微波子宮內膜消融術：MEA」等。每種手術療法都分為開腹、腹腔鏡、子宮鏡這幾種方式。

僅切除肌瘤的手術

子宮肌瘤切除術

因為能夠保留子宮，所以適合將來想要懷孕的人，以及想要留下子宮的人選擇。有復發的風險，術後必須進行追蹤。能否選擇子宮肌瘤切除術，需要視肌瘤的狀態而定。

切除整個子宮的手術

子宮切除術

手術時會切除整個子宮，所以不會有復發的風險，能夠完全根治。由於未來無法懷孕，請務必和主治醫師仔細討論後再做決定。因為會留下卵巢，所以術後仍會繼續分泌女性荷爾蒙。

也有不在肚子上動刀的手術方法

也有不開刀就能治療子宮肌瘤、緩和症狀的選項。這種治療方式雖然負擔較輕，但仍然需要考量到年齡、生涯規劃後再做選擇。

子宮動脈栓塞術（UAE）

堵住和子宮肌瘤相連的動脈，停止供給營養、讓子宮肌瘤縮小。要堵住動脈需要將導管引入通過大腿根部的動脈，再把小小的栓塞物送進血管中。

聚焦超音波手術（FUS）

一邊用MRI拍攝患部，同時讓高頻超音波集中在子宮肌瘤上進行燒灼，使其變性、壞死。腫瘤雖然會變小，但也有些許復發的可能性。

微波子宮內膜消融術（MEA）

將大小約4mm、會發射出微波的機器放入子宮內，燒灼子宮內膜讓腫瘤壞死。能有效減少因肌瘤造成的過多經血量。若肌瘤已讓子宮變形就不適用。

和子宮內膜相似的組織反覆出血和增生

子宮內膜異位症

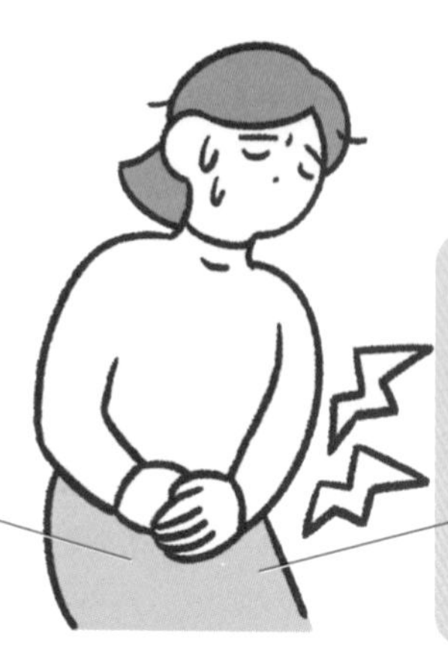

- 經痛劇烈、有噁心感
- 經痛比以前嚴重
- 經血量增加

- 被醫師診斷有貧血
- 有性交痛或排便痛的症狀
- 經期間或經期外會腰痛
- 平時就會感到下腹部疼痛

現代女性由於一生得面臨多達450次月經來潮，導致有愈來愈多人罹患子宮內膜異位症。和子宮內膜相似的組織，在腹膜、卵巢、輸卵管、子宮肌肉中等非子宮內膜的位置生成，每當經期到來就會出血、增生，引發強烈疼痛感或是不孕。

發病原因目前尚未釐清，不過有一說認為是子宮在經期收縮時，經血在輸卵管中逆流，噴濺到腹腔內所引起。雖然有90%的女性都會經血逆流，卻不是每個人都會罹患子宮內膜異位症，而其中的差別至今也尚未查明。

由於病灶會隨經期次數增加而變大，因此患者年齡多半落在35～40歲，並且停經前的症狀尤為嚴重。懷孕期間因為月經不會來潮，所以症狀會獲得改善；停經後隨著雌激素的分泌量減少，子宮內膜異位症的病灶會自然萎縮，症狀也會逐漸痊癒。

和內膜相似的組織
分散在子宮外的各處

和子宮內膜相似的組織在腹膜上生成，使得器官彼此沾黏，或是囤積在直腸或膀胱和子宮之間，反覆地增生、出血。有很高的機率會引發月經困難症。好發在20～30歲的女性身上。

子宮內膜異位症

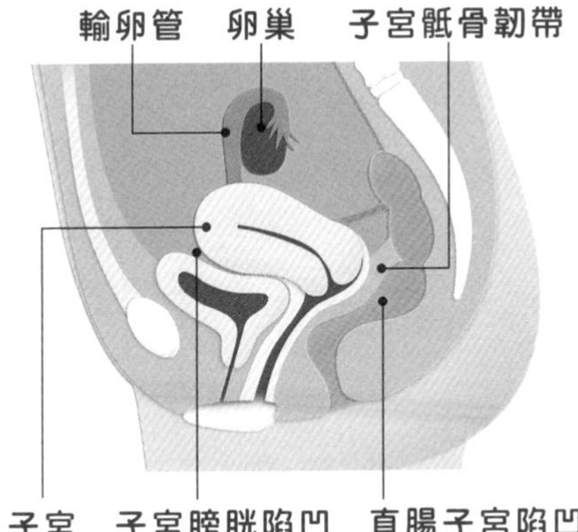

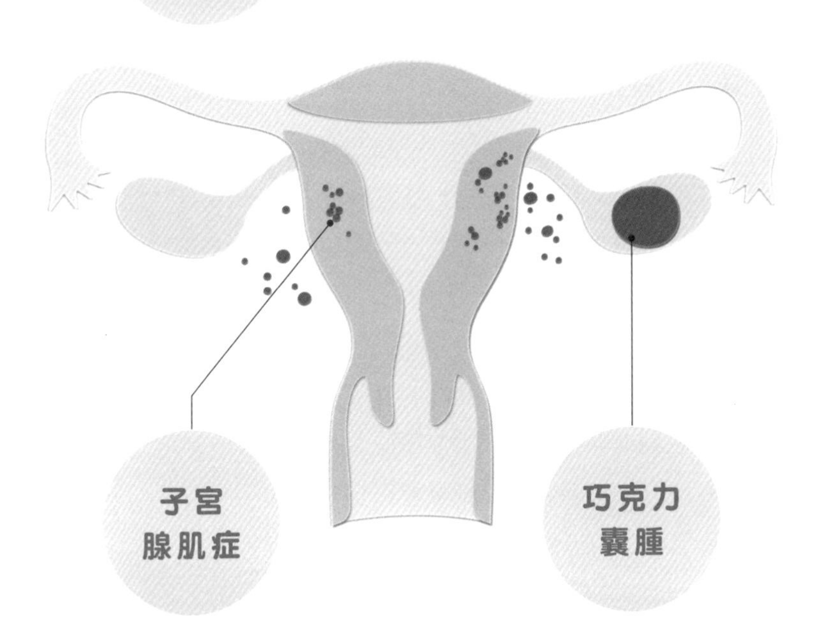

子宮腺肌症

經期時會引發
劇痛和大量出血

和子宮內膜相似的組織進到子宮的肌肉中，每次月經來潮就會反覆增生、出血，讓子宮肌肉變得腫脹。經期時會引發劇痛和大量出血。好發在生產經驗多者，尤其是30歲後半到40多歲的女性身上。

巧克力囊腫

濃稠的血液囤積
在卵巢內

和子宮內膜相似的組織進到卵巢中，每次月經來潮就會出血、增生，讓巧克力般濃稠的老舊血液堆積在裡面。罹患子宮內膜異位症的人有8成都有巧克力囊腫。因為有癌化的風險，所以需要持續追蹤觀察。

子宮內膜異位症的兩大症狀：疼痛&不孕的應對方法

「疼痛」

原因

- □每次月經來潮，組織都會引起發炎
- □疼痛物質前列腺素增加
- □和周邊器官沾黏，形成結疤
- □組織囤積在直腸和子宮之間，引起排便痛或性交痛

止痛藥、中藥

止痛藥可以舒緩疼痛症狀，中藥則能改善血瘀、減輕症狀。這兩者都是對症治療，無法根治子宮內膜異位症。由於每當月經來潮，症狀便有可能逐漸加重，因此需要定期追蹤檢查。像是正在備孕等等，適合在無法施行荷爾蒙療法時使用。

荷爾蒙療法

利用阻止每月排卵的低劑量口服避孕藥或黃體荷爾蒙藥物，抑制內膜增生、減少經血量。經血量減少能夠阻止子宮內膜異位症加重，也能舒緩經痛症狀。如果這樣還是沒有改善，或是症狀過於強烈，有時也會使用讓腦下垂體進入停經狀態的藥物：GnRH促進劑（GnRH agonists）或GnRH拮抗劑（GnRH antagonist）。

手術

假使連荷爾蒙療法也無效，就會進行子宮內膜異位症組織的切除，或是器官沾黏的分離手術。只不過，術後3～5年有三成的機率會復發，因此如果不打算懷孕，或是接近停經、症狀嚴重，也是可以選擇切除子宮、卵巢、輸卵管的根治手術。

「不孕」

原因

- □因輸卵管沾黏，導致卵子無法順利被抓取
- □組織發炎使得子宮周邊環境惡化
- □巧克力囊腫讓卵子難以發育
- □上述三者以外的情況

止痛藥、中藥

想要懷孕的人因為無法施行荷爾蒙療法，所以要一邊用止痛藥或中藥舒緩疼痛，一邊儘早懷上寶寶。由於症情會隨著每次月經來潮逐漸加重，必須透過定期檢查和醫師討論，仔細觀察病況發展。

手術

如果超過1年都沒有懷孕，那麼就有可能是卵巢或子宮的功能出現問題，需要進行器官沾黏的分離手術，或是切除巧克力囊腫的病灶部分。但是由於卵巢的功能有可能會因為手術而下降，因此還是先跟醫師好好討論再開刀。

From Doctor

巧克力囊腫會「癌化」是真的嗎？

根據日本產婦人科學會的調查，癌化的機率為0.72%。病灶還小或年紀尚輕時，可以利用荷爾蒙療法抑制病情。假使囊腫突然快速變大，或是年紀超過43歲且囊腫大小超過7.9cm，那麼癌化的風險就很高，需要考慮透過手術切除病灶部分，或是切除整個卵巢。假使未來想要懷孕，可以考慮切除病灶部分。即便切除整個卵巢，只要還保有一邊的卵巢就有機會懷孕。

卵巢囊腫

有這些症狀要小心
變胖了……？
腹部腫脹難受
下腹部疼痛
頻尿或便祕
腳上血管浮現
突然產生劇烈的下腹部疼痛

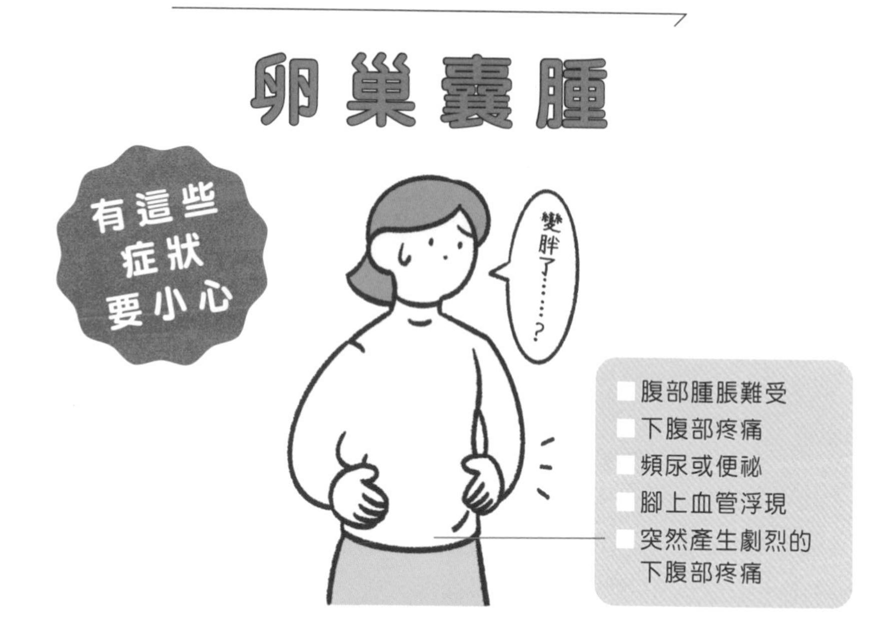

這是一種卵巢內或卵巢外出現袋狀腫瘤的疾病，成因目前尚未釐清。**卵巢腫瘤約有8成都是這個卵巢囊腫，且多半屬於良性**。卵巢囊腫大致可分為以下幾種：腫瘤內部囤積稀薄液體的漿液性囊腺瘤，囤積果凍狀液體的黏液性囊腺瘤，囤積脂肪、頭髮、牙齒等的皮樣囊腫（成熟囊性畸胎瘤），以及和子宮內膜相似的組織增生的巧克力囊腫（參考P171）。

腫瘤的大小一般為2～3cm，大的話有可能長到超過30cm！腫瘤還小的時候幾乎沒有症狀，很難察覺它的存在，不過一旦巨大化就會使得腹部腫脹，引起下腹部疼痛、頻尿等症狀。有些患者還以為自己只是變胖了，好長一段時間都沒有察覺。巨大的腫瘤若是放著不管，有可能會破裂或是發生卵巢扭轉，導致下腹部劇烈疼痛。

卵巢的腫瘤是「袋狀」或「塊狀」

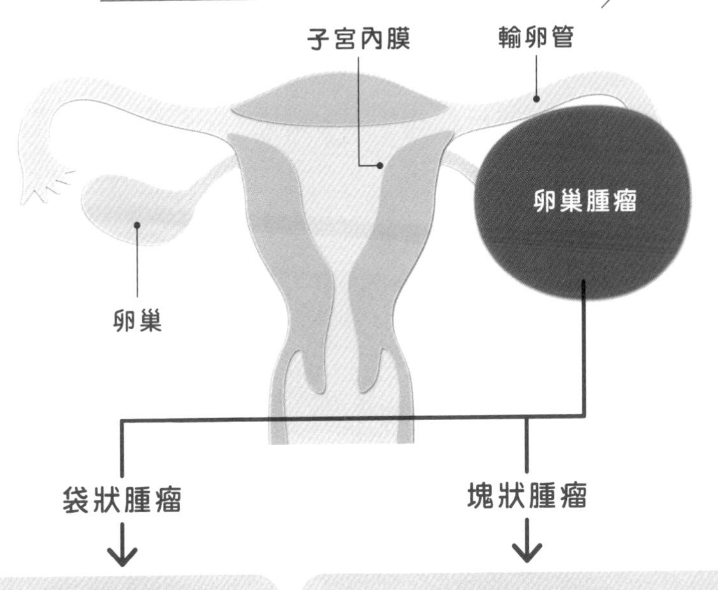

袋狀腫瘤 →

卵巢囊腫（囊胞性腫瘤）

發生在卵巢的腫瘤約有8成都是袋狀的囊胞性腫瘤＝卵巢囊腫，且多半屬於良性。腫瘤中囤積了液體或脂肪、和子宮內膜相似的組織。是好發在年輕女性身上的疾病。

塊狀腫瘤 →

實質固態瘤

塊狀腫瘤被稱為實質固態瘤，屬於惡性腫瘤或交界性腫瘤（惡性程度較低，生長速度也緩慢）的比例很高。如果是塊狀和袋狀同時存在，也需要非常小心。20～50歲的卵巢腫瘤患者約有85%是囊胞性、15%為實質固態，不過50歲以上實質固態的占比就會增加到約60%。

治療方法是什麼？

卵巢囊腫的內容物可以透過超音波影像、MRI影像、血液檢查（腫瘤標記）等進行一定程度的預測，不過基本上都會採取手術的方式進行治療。手術方式有只切除囊腫部分、留下健康部分的卵巢囊腫切除術，以及包含輸卵管、卵巢在內，將囊腫整個切除的附屬器腫瘤切除術。雖然多半都是採取腹腔鏡手術，但假使無法完全排除惡性的可能性，或是可以預想到之後腹腔內會產生沾黏狀況，便有可能一開始就選擇開腹手術。

倘若切除的腫瘤部分在進行病理組織診斷後，有部分被認為屬於惡性腫瘤，那麼就可能會依照卵巢癌的治療方式，再度進行追加手術。

如果經期遲遲不來，就要懷疑沒有排卵。

多囊性卵巢症候群（PCOS）

有這些症狀要小心
經期又延遲了……
Diary
月經週期超過39天
經期遲遲不來
持續處於無月經狀態
遲遲沒有懷孕
有異常出血

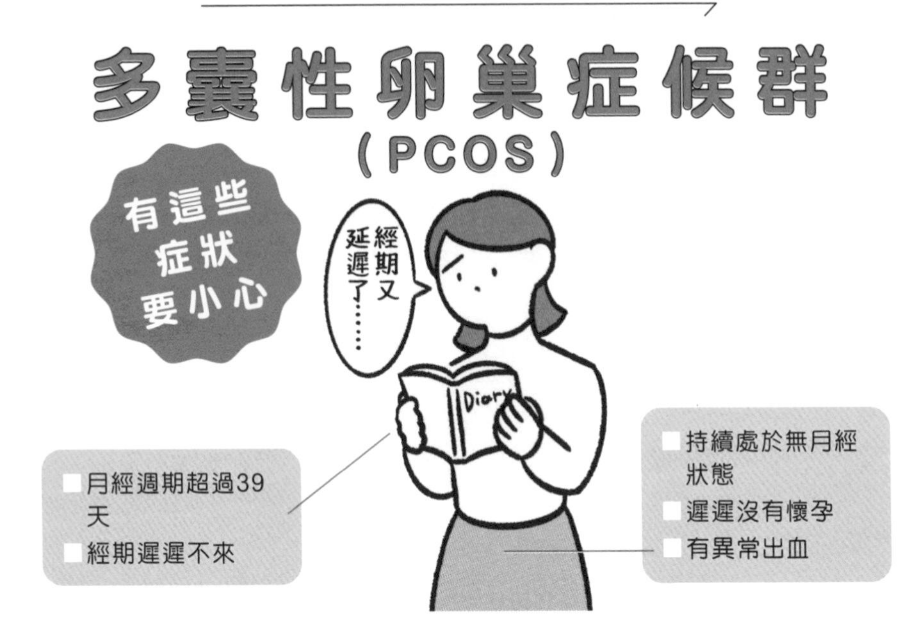

多囊性卵巢症候群是一種生長途中的濾泡沒有被排出，而停留在卵巢內的疾病。**年輕世代的排卵障礙幾乎都是這項疾病所引起，處於性成熟期的女性有將近一成都會發病**。引發這種疾病的原因尚未釐清，不過目前最有力的說法是，因為來自大腦的LH（黃體化激素）分泌異常，導致卵巢內的男性荷爾蒙升高。進行診斷時，會發現患者有月經不順的狀況；血液檢查的結果，LH的數值比FSH（濾泡刺激素）來得高；進行超音波檢查的時候，則會發現卵巢中有好多個生長途中的濾泡。

症狀有月經不順、月經週期長達39天以上等等。近幾年研究發現，這項疾病據說容易引起的多毛症和肥胖，並不會發生在日本人身上。假使對**這個疾病放置不管，會讓月經週期延長變得更不容易排卵，甚至可能導致不孕**，因此建議還是儘早接受治療。

正常卵巢

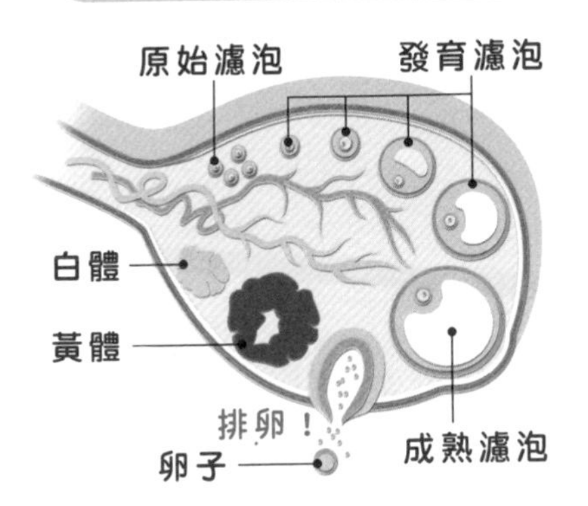

存在著好幾個發育途中、大小不一的濾泡。如果是正常的卵巢，最終只會有1個濾泡變成成熟濾泡被排出，其餘則逐漸消失，因此生長途中的濾泡不會長時間停留於此。

多囊性卵巢症候群的卵巢

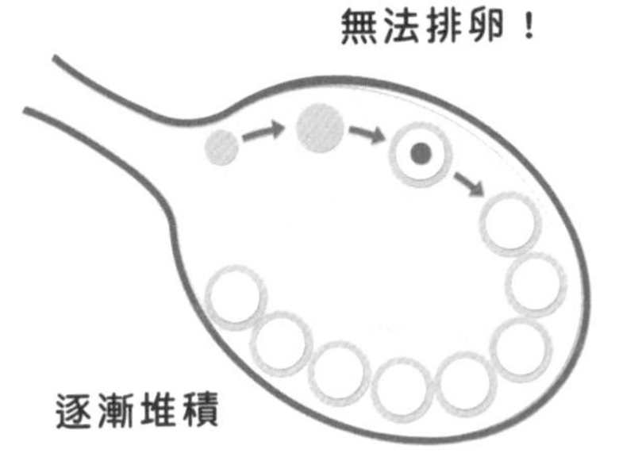

濾泡中途停止生長，沒有被排出去，就這麼在卵巢內愈積愈多。由於相同大小的濾泡會在卵巢內相連排列，因此在超音波影像中看起來就好比珍珠項鍊一樣。

若想要懷孕，就用排卵誘發劑進行治療

無排卵的情況若置之不管，之後會變得愈來愈不易排卵，因此**如果想要懷孕，有時會需要利用排卵誘發劑給予卵巢刺激，以人工方式使其排卵**。只不過如果長時間持續刺激卵巢，會產生子宮頸黏液減少的副作用，或是讓罹患卵巢癌的風險提高，因此請務必和主治醫師仔細討論。除此之外，也有透過手術讓卵巢容易排卵的治療方式。

如果不打算懷孕就無須治療嗎？

如果沒有排卵，身體就不會製造出黃體，也不會分泌出黃體素。這麼一來，**雌激素就會分泌過剩，使得子宮內膜變得太厚而提高罹患內膜增生症或子宮內膜癌的風險**。即便不打算懷孕，也要利用荷爾蒙療法補充黃體素、調整生理週期，或是利用低劑量口服避孕藥調整子宮內膜，進行治療。

「異常出血」是什麼？

所謂異常出血，是指性器官在經期以外的時間出血。正確來說是「不正確時期」的出血，而且並非全部都是疾病所引起。異常出血分為陰道、子宮、卵巢等因為罹患某種疾病而出血的「續發性出血」，以及因荷爾蒙失調而產生的「原發性出血」。異常出血堪稱是身體的危險訊號，一旦發生，請務必先至婦產科諮詢。

正常的月經

- 月經週期為25～38天
- 出血持續日3～7天
- 經血量為20ml～140ml（多的話也只需要2～3小時更換一次衛生棉）

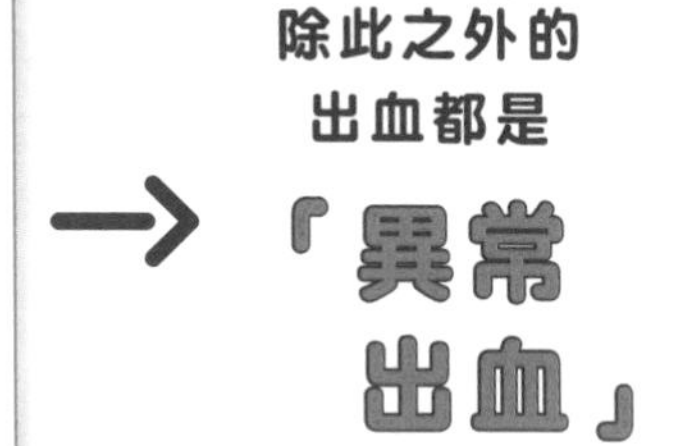

就醫的標準

- 不正常出血持續3個週期
- 即便是少量，出血狀況仍持續了好長一段時間（約14天以上）

因排卵或荷爾蒙變化引起的「原發性出血」

由於女性荷爾蒙失調，導致子宮內膜在經期以外的時間出血。此外，排卵或受精卵著床時引起的出血、月經不順引起的經期外出血也包含在內。原發性出血占了異常出血的30%左右。

各個年代的影響	在卵巢功能不夠健全的青春期和更年期，荷爾蒙容易失調、變得不穩定，所以容易產生原發性出血。原發性出血有50%是在45歲以上，有20%是在20歲以下發生。此外20～40歲則幾乎是因為月經不順或排卵造成出血。	
有無排卵帶來的影響	排卵性出血	排卵所造成的異常出血。好發於排卵活躍的20～40歲性成熟期，占了原發性出血的25%。出血量極少。
	無排卵性出血	容易發生在卵巢功能不夠健全、沒有排卵的青春期和更年期。原因是荷爾蒙失調所引起的內膜出血。占了原發性出血的75%。
荷爾蒙分泌的影響	只要沒有排卵，雌激素就會一直分泌下去讓子宮內膜變得過厚，最後承受不了而剝落，引發「突破性出血」。另一方面，一般的月經則稱為「消退性出血」。	

身體異常所引發的「續發性出血」

主要是因為子宮、卵巢、陰道發生異常或疾病而產生的異常出血。引發續發性出血的代表性疾病有子宮內膜癌、子宮頸癌、子宮肌瘤、子宮內膜異位症、陰道炎、子宮頸內管息肉、子宮頸糜爛等。除此之外，病原菌的感染、流產、子宮外孕等異常狀況所引起的出血，也包含在續發性出血裡面。

還有其他各種原因

像是低劑量口服避孕藥等荷爾蒙藥物帶來的副作用、性行為令陰道受傷、受精卵著床時的子宮內膜出血等，引起異常出血的原因其實有很多。此外像是痔瘡、膀胱炎等，也有可能是子宮和陰道以外的部位出現異常而造成出血。

原因是性行為引發的病毒感染！年輕世代病例增多的癌症

子宮頸癌

有這些症狀要小心
最近分泌物怪怪的……
有異常分泌物
有異常出血
性交時有出血現象
下腹部疼痛
護墊
布衛生棉
這些人也是高風險族群
很早就有性經驗
有抽菸習慣

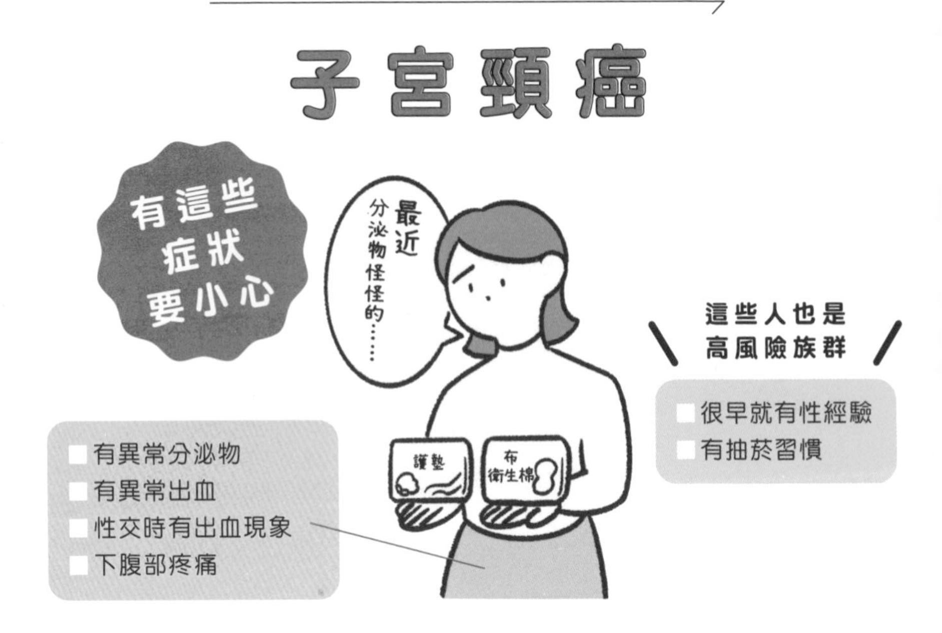

隨著性經驗的年輕化，這種發生在子宮入口的癌症，正以20～30歲的年輕世代為主逐漸增加當中。每年都有1萬名女性罹患子宮頸癌，約3000人因此死亡。原因是子宮頸在性交過程中，感染到具致癌性的人類乳突病毒（HPV）。據說有性交經驗的女性，一生都會感染到一次HPV，不過幾乎都能靠免疫力自然痊癒。但假使很罕見地沒能痊癒，就會經歷演變成癌症之前的「癌前病變」狀態，在幾年後發展成子宮頸癌。

日本從2022年開始，再次推廣接種能夠預防感染的HPV疫苗。厚生勞動省決定讓在中止呼籲的這8年多內，已超過定期接種之施打年齡的女性，全部都能免費接種。請務必利用疫苗進行第一層防禦，同時將定期檢查作為第二層防禦，徹底做好風險管理。

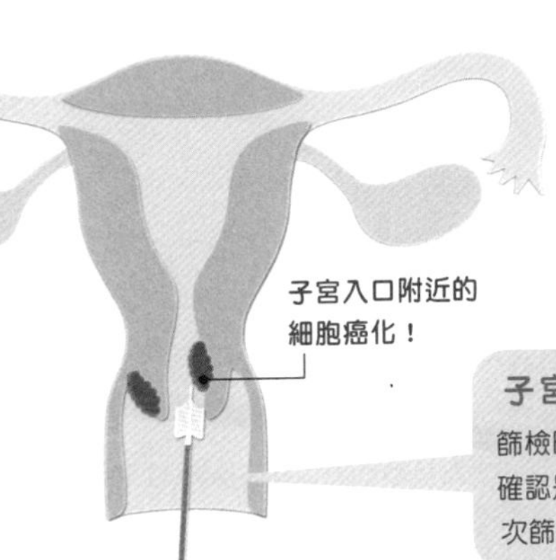

接受細胞病理診斷後如需精密檢查，就會調查HPV類型、進行組織病理診斷

接受細胞病理診斷後如需做精密檢查，就會調查HPV的類型，或是透過組織病理診斷做進一步的確認。如果HPV的類型沒問題，就只要做一般的篩檢即可。

子宮頸細胞病理診斷

篩檢時，會用刷子或刮刀輕輕刮取子宮頸的細胞，以確認是否產生異常。20歲以上的女性建議每2年進行1次篩檢。

早期發現、早期治療是關鍵！

子宮頸癌只要早期發現，治療起來就很簡單，可以透過只切除罹癌部位的圓錐切除術保存子宮。可是一旦病況嚴重，那麼即便想要懷孕，也免不了必須將子宮整個切除，而且復發機率和死亡機率也會提高。如果沒有接種HPV疫苗，那麼初次性交的年齡愈低，罹患子宮頸癌的風險就愈高。預防和篩檢皆不可少！

From Doctor

男性也務必接種HPV疫苗！

人類乳突病毒是透過性行為感染的。目前已知對男性同樣有害，會引發肛門癌、陰莖癌、口咽癌等疾病。為了保護女性的身體，也為了避免男性本身罹患癌症，日本厚生勞動省除了女性外，同樣也對男性推廣接種HPV疫苗。

目前，在日本女性的定期接種對象為小學6年級到高中1年級，男性雖然還不在定期接種之列，但是建議和女性一樣在初次性行為之前完成接種。從現在開始自主地要求自己的伴侶接種疫苗，也是一個保護彼此的方法。

好發於中高年女性的子宮內膜癌

子宮內膜癌

有這些症狀要小心

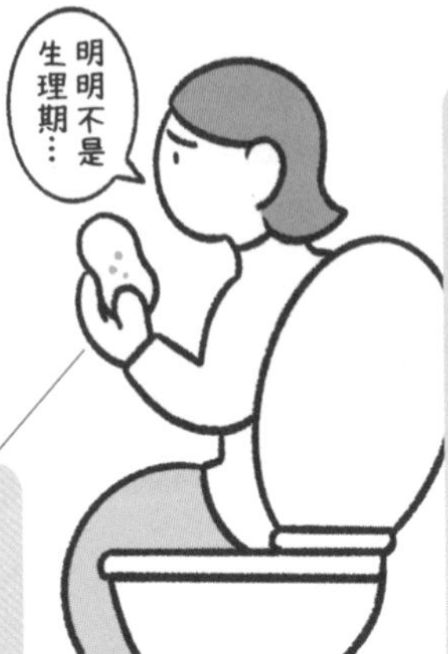

- 有異常出血
- 月經不順
- 排尿時有疼痛感

這些人也是高風險族群

- 沒有懷孕生產的經驗
- 處於停經前後
- 很晚才停經
- 曾罹患乳癌
- 更年期或停經後有異常出血
- 肥胖、糖尿病、血脂肪異常症
- 30歲以上，有月經不順、多囊性卵巢的問題

近年來，有愈來愈多停經前後的女性罹患子宮內膜癌（子宮體癌）。一旦更年期或停經導致女性荷爾蒙失調、雌激素分泌過剩，就有可能因為子宮內膜的功能層過度增生而演變成子宮內膜增生症。而這個子宮內膜增生症分為兩種，一是會伴隨子宮內膜癌的癌前病變的子宮內膜異型增生症，另一種則是不會伴隨癌前病變的子宮內膜增生症。子宮內膜異型增生症有約20%會發展成子宮內膜癌，需要進行治療。

尤其是**不曾懷孕、月經週期異常、多囊性卵巢症候群、排卵障礙、服用荷爾蒙藥物、肥胖傾向，這些人因為雌激素容易分泌過剩，需要特別留意**。此外，近親之中曾有人罹患乳癌、大腸癌的人也有很高的癌化風險。由於幾乎沒有異常出血以外的症狀，因此只要覺得不安，就請立刻去婦產科就診。也請務必養成定期篩檢的好習慣。

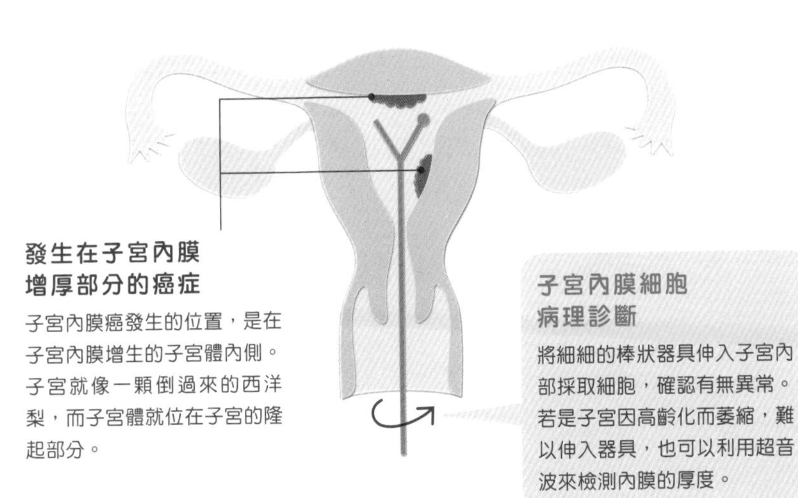

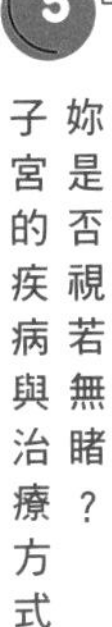

子宮內膜癌的治療

治療方式主要為手術。手術內容會隨癌症的發展程度而異，切除子宮、卵巢、輸卵管、淋巴結。在日本除了開腹手術外，腹腔鏡、達文西機械手臂手術也都在健保給付範圍內（達文西手術目前不在台灣健保的給付範圍）。術後會透過癌組織的類型、癌的擴散程度來預測復發的風險，若是中、高風險，則會投予抗癌藥物或進行放射線治療。只要趁癌尚未擴散到子宮外時進行治療，有80%以上的人都有望痊癒，因此早期發現、早期治療才是最重要的！

倘若將來希望有小孩

只要滿足一定的條件，便有可能將子宮或卵巢保留下來。請和主治醫師仔細討論採取保留生育能力療法的可能性。　**保留卵巢的條件範例**：年紀輕、屬於類子宮內膜癌且惡性程度低，對肌肉層的擴散程度低，了解並接受保留卵巢所帶來的風險。　**保留子宮的條件範例**：屬於早期癌症或是類子宮內膜癌且惡性程度低，可透過黃體荷爾蒙抑制生長的癌症。

無症狀且發展速度快！出現在卵巢的惡性腫瘤

卵巢癌

有這些症狀要小心

- 腰圍變大
- 下腹部有硬塊
- 有頻尿或便祕的傾向

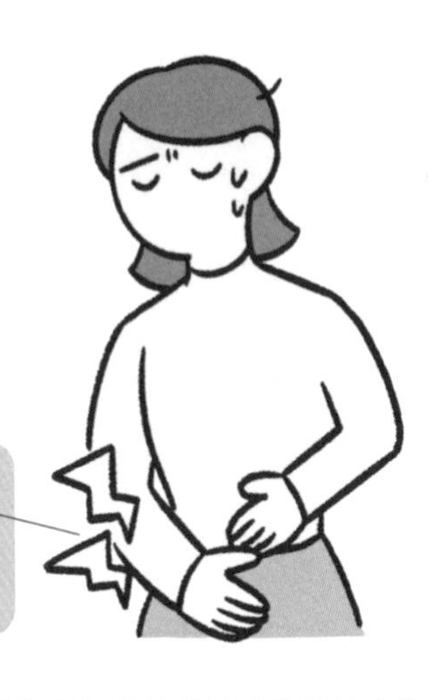

這些人也是高風險族群

- 曾罹患乳癌
- 初經很早、停經很晚
- 沒有懷孕生產的經驗
- 肥胖傾向
- 有巧克力囊腫

卵巢癌因為沒有自覺症狀，而且發展速度快，所以又被稱為「沉默的殺手」。造成卵巢表面破裂的排卵次數一多，卵巢表面的上皮細胞就容易癌化。**懷孕生產次數少的人、為治療不孕症而使用過好幾次排卵誘發劑的人，罹患卵巢癌的風險比一般人來得高**。此外，卵巢癌有10～15%屬於遺傳性，若近親之中有人曾罹患卵巢癌，則罹癌的風險就會提高。

診斷時會透過超音波來確認卵巢的狀態，假使有腫大的情況就會利用CT或MRI進行影像診斷，同時配合腫瘤標記做出判斷。只不過，由於卵巢位於骨盆的深處，無法透過細胞病理診斷進行確認，最終還是只能動手術將組織切除下來，做出診斷。

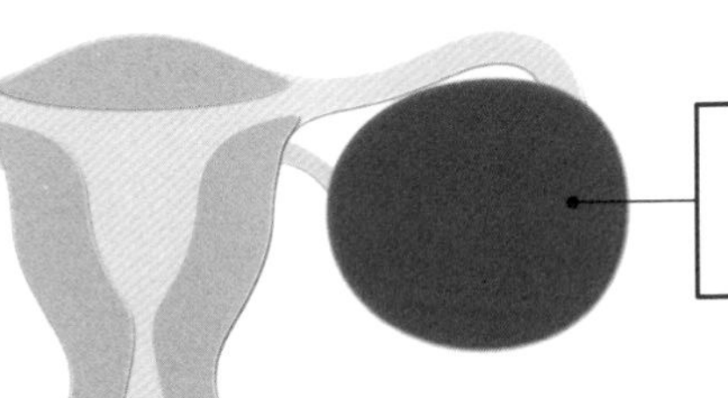

良性腫瘤　卵巢囊腫

惡性腫瘤　卵巢癌

卵巢癌有90%以上為發生在卵巢表面的上皮性腫瘤

卵巢癌有90%以上為發生在卵巢表面的上皮性腫瘤，主要好發在40～60歲的女性身上。根據癌化的組織部位，還有以10～20歲居多的生殖細胞瘤（約5%）、性索基質瘤（約4%）這些稀有癌症。

治療方式為手術、化療、維持療法

占了卵巢癌90%以上的上皮性腫瘤的治療方式，是透過手術切除卵巢、輸卵管、子宮、大網膜，但有時也會視癌症的發展程度將後腹腔淋巴結、腸管、脾臟等切除。在婦科癌症之中，卵巢癌對於化療（抗癌藥物）有著強烈的感受性，因此一般都會結合手術和抗癌藥物，一邊觀察病況、一邊決定治療時期。此外，為了降低復發和死亡風險，有時也會投予標靶藥物作為維持療法。

From Doctor

妳聽過遺傳性乳癌與卵巢癌症候群嗎？

「癌」的形成因素有很多，其中和抽菸、飲酒、食物和營養、身體活動、體格、感染、化學物質之間的關聯，占了所有因素的70%。雖然經常會聽到有人說「因為我們家有癌症家族史……」，但其實因生活習慣和體質相似而引起的家族性癌症大約占了25%，單純因為基因異常而引起的癌症則為5%左右。卵巢癌之中有約10%，是屬於「能夠預防細胞癌化的基因BRCA1/2產生了變異」的類型。這種變異一旦出現，乳癌的罹患機率也會提高，兩者合併稱為遺傳性乳癌與卵巢癌症候群（HBOC）。特定醫院有設立遺傳諮詢的服務，有疑慮的人可以考慮進行諮商。

無論何時都要讓自己保持自信，以樂觀的態度面對「切除子宮」和「停經」

本書前述的內容，詳細講解了月經、懷孕等以子宮為舞台發生的大小事。期盼在了解子宮的構造、功用，以及自我保健子宮的方法之後，能夠為各位的日常生活及將來的人生規劃帶來幫助。

最後，我還有一件事情想告訴各位。無論是月經還是懷孕，都是唯獨女性的身體才能擁有的神奇機制，也是左右女性一生的重大因素。但是請別忘了，這些說到底都只是和「繁殖」有關的事物。

在各位讀者當中，今後或許有人會為了子宮肌瘤、子宮內膜異位症或是其他疾病，而做出切除子宮的決定。又或許有人現在雖然還在猶豫，但正在考慮將來切除的可能性。

不用說，人活著的目的並不只是為了繁殖。即便失去子宮這個繁殖的舞台，身為「一名女性」這件事依舊不會有任何改變。

再說，子宮就如同字面上的意思，是為了「孩子」而存在的「宮殿」。縱使失去了子宮，只要能夠留住卵巢，我們本身的日常生活並不會產生太大的變化。這是因為就如同本書前文所解說過的，分泌女性荷爾蒙是卵巢的工作。有沒有子宮並不會對荷爾蒙的分泌造成直接的影響，即使沒有子宮我們還是可以像以前一樣享受女性荷爾蒙帶來的恩惠（當然負面的影響也是）。要是能夠從根本改善引發疾病的原因，是再好不過的一件事。況且，能夠從伴隨每月經期產生的劇烈疼痛、嚴重貧血、疾病復發的恐懼中獲得解放，日常生活的品質勢必也會隨之提升。

將來，每一位女性都會迎來「停經」。而在停經之後，就會從繁殖這項動物的本能中獲得解放，以一名女性的身分邁向令人雀躍的「嶄新人生階段」。

無論身處在哪一個人生階段，又或者是失去了子宮，對自己充滿自信、努力生活的妳，永遠都會是閃閃發亮的耀眼女性。

索引（依筆畫）

英文

1～5畫

6～10畫

11～15畫

16～21畫

國家圖書館出版品預行編目 (CIP) 資料

掌握凍齡關鍵的全方位子宮養護手冊：子宮好身體就好，還不容易老！／善方裕美監修；曹茹蘋譯. -- 初版. -- 臺北市：臺灣東販股份有限公司, 2023.02
192面；14.7×21公分
ISBN 978-626-329-661-9（平裝）

1.CST：子宮 2.CST：保健常識
3.CST：婦女健康

417.28　　111020662

日文版STAFF

設計　上坊菜々子
插畫　長野美里
醫療插畫　コタケマイ（asterisk-agency）
DTP　株式会社ウエイド、坂巻治子
編輯協力　高木さおり（sand）
執筆協力　井上真規子（verb）
校對　株式会社ぷれす

子宮好身體就好，還不容易老！

掌握凍齡關鍵的全方位子宮養護手冊

2023年2月1日初版第一刷發行

監　修　善方裕美
譯　者　曹茹蘋
主　編　陳其衍
美術編輯　黃郁琇
發行人　若森稔雄
發行所　台灣東販股份有限公司
＜地址＞台北市南京東路4段130號2F-1
＜電話＞(02)2577-8878
＜傳真＞(02)2577-8896
＜網址＞www.tohan.com.tw
郵撥帳號　1405049-4
法律顧問　蕭雄淋律師
總經銷　聯合發行股份有限公司
＜電話＞(02)2917-8022

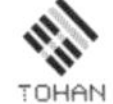